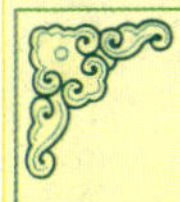

国医绝学百日通

12时辰养生法

李玉波　翟志光　袁香桃◎主编

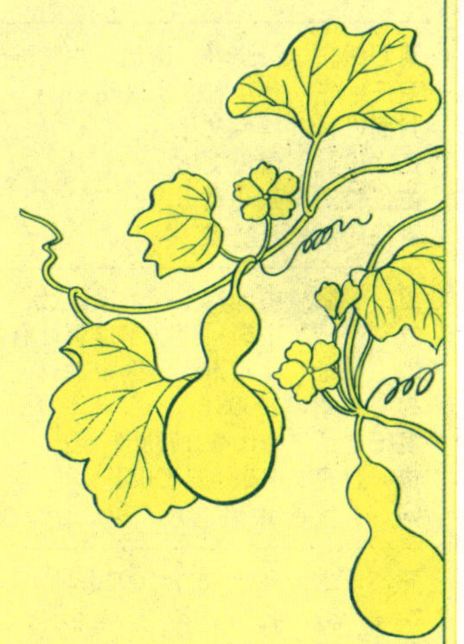

中国科学技术出版社

·北　京·

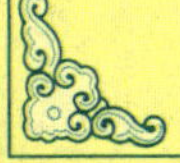

图书在版编目（CIP）数据

12时辰养生法 / 李玉波，翟志光，袁香桃主编. -- 北京：中国科学技术出版社，2025.2

（国医绝学百日通）

ISBN 978-7-5236-0766-4

Ⅰ. ①1… Ⅱ. ①李… ②翟… ③袁… Ⅲ. ①养生（中医） Ⅳ. ①R212

中国国家版本馆CIP数据核字（2024）第098644号

策划编辑　符晓静　李洁　卢紫晔
责任编辑　曹小雅　王晓平
封面设计　博悦文化
正文设计　博悦文化
责任校对　张晓莉
责任印制　李晓霖

出　　版　中国科学技术出版社
发　　行　中国科学技术出版社有限公司
地　　址　北京市海淀区中关村南大街 16 号
邮　　编　100081
发行电话　010-62173865
传　　真　010-62173081
网　　址　http://www.cspbooks.com.cn

开　　本　787毫米×1092毫米　1/32
字　　数　4100千字
印　　张　123
版　　次　2025 年 2 月第 1 版
印　　次　2025 年 2 月第 1 次印刷
印　　刷　小森印刷（天津）有限公司
书　　号　ISBN 978-7-5236-0766-4 / R · 3282
定　　价　615.00元（全41册）

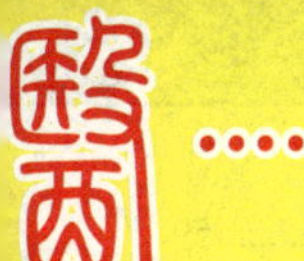

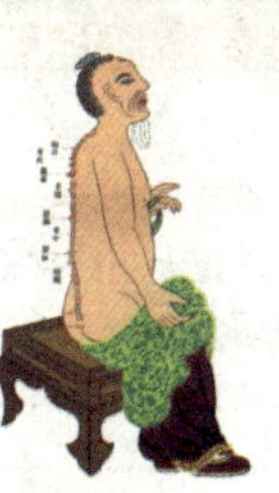

【目录】

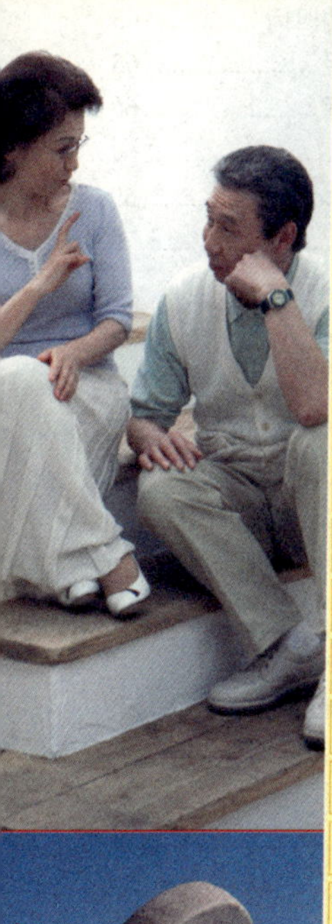

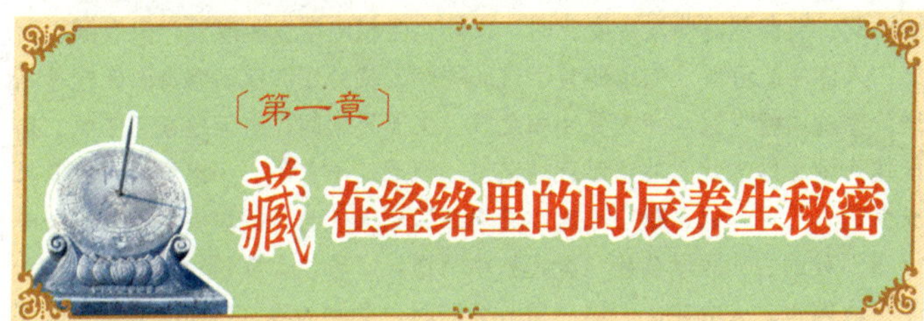

〔第一章〕藏在经络里的时辰养生秘密

十二正经又称为十二经脉，指十二脏腑所属的经脉，是经络系统的主体，所以称为“正经”。中医认为，经络有着联系脏腑、沟通内外、运行气血、营养全身、抗御病邪、保卫机体等作用。人体的五脏六腑、四肢百骸、五官九窍、皮肉筋骨等组织器官，之所以能保持相对的协调与统一，完成正常的生理活动，完全是依靠经络系统的联络沟通而实现的。经络中的经脉、经别与奇经八脉、十五络脉，在人体内纵横交错，入里出表，通上达下，联系人体各脏腑组织；经筋、皮部联系着肢体的筋肉皮肤；而浮络和孙络则联系着人体的各细微部分。

经络是人体气血运行的通道，可将各种营养物质输布到全身各组织器官，使脏腑组织得以营养，筋骨得以濡润，关节得以通利。另一方面，气血正是通过经脉通向五脏六腑、形体官窍的。“营行脉内，卫行脉外”，营气是我们的“营养”，卫气是我们的“防弹衣”，行走在经脉的外面，时刻抵御“敌人”——病邪的侵袭。

外邪侵犯人体常是由表及里，先从皮毛开始的。卫气充实于络脉，络脉散布于全身而密布于皮部，当外邪侵犯机体时，卫气首当其冲发挥其抗御外邪、保卫机体的屏障作用。

人体经络因时而动

大自然中各种生物的生命运动都存在着一种时间节律，我们的人体也是一样的，随着日月的盈亏、节气的变化而变化，与大自然遥相呼应，此消彼长。我们的先人认为，“天人合一”，人活于天地间，与自然是和谐

统一的。当自然环境发生变化时，人体也会相应地发生改变。只有顺应自然，人体才能健康。如果违背了这一原则，就会让你疾病缠身。元代著名理论家俞琰就说过："人受冲和之气，生于天地间，与天地初无二体。若能悟天地之妙，此心冲虚湛寂，自然一气周流于上下……自可与天地同其长久。"可见，只有顺应天时以养生，达到天人合一的境界，这才是长寿之道。我国古代医学典籍《灵枢》中写道："春生、夏长、秋收、冬藏，是气之常也，人亦应之。以一日分为四时，朝则为春，日中为夏，日入为秋，夜半为冬。"人体则应顺应这四时养生。所以，养生不仅要顺应一年四季的变化，更要符合一日四时的规律。

一年有四季，一日有四时。但这样的划分过于笼统，古人为了划分方便，根据十二生肖中动物的出没时间将一天划分为十二个时辰，每个时辰等于现在的两小时。而与之相对应，人体也有十二条正经，这些经络是气血运行的主要通道。十二经脉又隶属于十二脏腑。按照中医的理论，每个时辰都有各自的"值班"经络，随着时间而在各经脉间起伏流动。人体想要健康，就应该顺应经络的循行规律，从而达到强壮脏腑的效果。早在2000多年前的《黄帝内经》及汉代张仲景的《伤寒杂病论》中，就提出了人体生理和病理的昼夜节律、七日节律、四季节律以及年节律的论述。

本书即是遵循十二经脉与时辰的这一内在关系，告诉人们如何借助《黄帝内经》的养生理念，利用经络和人体生物钟来保养我们的身体，提醒人们遵循生物钟，保持良好的生理及心理状态，减少和预防疾病的发生。

十二经脉轮值表

时辰	值时经
寅时（3～5点）	手太阴肺经
卯时（5～7点）	手阳明大肠经
辰时（7～9点）	足阳明胃经
巳时（9～11点）	足太阴脾经
午时（11～13点）	手少阴心经
未时（13～15点）	手太阳小肠经
申时（15～17点）	足太阳膀胱经
酉时（17～19点）	足少阴肾经
戌时（19～21点）	手厥阴心包经
亥时（21～23点）	手少阳三焦经
子时（23～1点）	足少阳胆经
丑时（1～3点）	足厥阴肝经

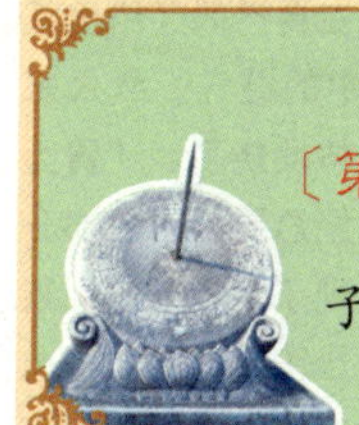

〔第二章〕子时：胆经旺

子夜前入睡者，晨醒后头脑清醒，气色红润。

子时前入睡是对胆经最好的保养

子时是指夜里11点到次日凌晨1点，这个时候是胆经当令。子时是一天中最黑暗的时候，阳气开始生发。子时我们该做什么呢？很简单，那就是睡觉。子时睡觉养生发之气，在脏腑来讲，养的是你的胆气，中医有一句名言叫“凡十一脏取决于胆也”，意思就是胆在子时“值班”，胆“值班”情况的好坏，关系到脏腑、全身气机的生发；生发得顺畅，人的胆气就壮，胆量就足。

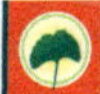

认识足少阳胆经

中医认为，胆为“中精之府”。胆有两个功能，一是贮藏并排泄胆汁，胆的下方有管道与小肠相通，胆汁经此管道排泄到小肠中，以帮助对食物的消化；二是主决断，胆主决断，是指胆能“判断事物做出决定并采取措施”。

一旦胆出现了问题，胆汁就会向上溢，从而导致晨起嘴苦，如果胆经被堵塞，使胆腑阻塞不通，必然会导致胆汁排泄不畅，这样就会出现两肋经常疼痛、面如土色等，而且如果心里积存有烦恼的事，需叹气才能缓解。胆气虚的人，一般性格上比较优柔寡断，不容易做出决定。如果有胆病，胆气就会上扰心神而出现心悸不宁、惊恐畏惧、嗜睡或失眠等症。另外，一些妇科疾病也是由胆经不调造成的。

说完了胆，再说说少阳，患少阳疾病者往往表现出邪气被瘀滞停留在半表半里。打个比方，大家可以想象少阳经的经气本来在自己的经络里正常地运行着，这个时候，邪气来了，影响了少阳经络中的经气。敌人来了，赶紧跑啊，往哪儿跑呢，可以往体表里跑，于是人体发烧了；“胃为釜”，釜底也是少阳经中的少阳相火的领地，平常少阳经总要分出一部分的相火用于食物消化，现在，这里也有敌人了，于是出现了消化问题；还有一个可以逃跑和躲避的地方——肺，“肺朝百脉”，少阳经与肺自然也有经络相通，被邪气所影响的经气也可以从这个经络途径逃跑和躲避，于是呼吸系统也会出现问题。

上面谈到的种种问题都是足少阳胆经的功能失常而发生的病变，这些疾病都可以通过按摩胆经来得到解决。

足少阳胆经图解

□循行路线

足少阳胆经始于外眼角（见①），上行到额角（见②），向下经过耳后（见③），沿着头颈下行至第七颈椎（见④），退回来向前进入缺盆部（见⑤）。

◎**耳部的支脉**：从耳后进入耳中，出于耳前（见⑥），至外眼角后方（见⑦）。

◎**外眼角部的支脉**：从外眼角分出，向下到大迎穴附近，与手少阳三焦经在眼下会合（见⑧），下行至颈部，与前脉会合于缺盆（见⑨），由此向下进入体腔，通过膈肌（见⑩），联络于肝（见⑪），属于胆（见⑫），沿胁肋部（见⑬），向下绕阴部毛际（见⑭），横向进入髋关节部（见⑮），与前脉会合于此。

◎**缺盆部的支脉**：从锁骨上窝下向腋下，沿侧胸部（见⑯），经过胁肋，向下与前脉会合于髋关节部。再向下，沿着大腿外侧（见⑰）、膝关节外侧，向下行于腓骨前缘，直下到腓骨下段（见⑱），下出于外踝之前，沿足背到达足第四趾外侧端（见⑲）。

◎**足背的支脉**：从足背上分出，进入足大趾端，回转来通过趾甲，出于大趾背毫毛部，与足厥阴肝经相接（见⑳）。

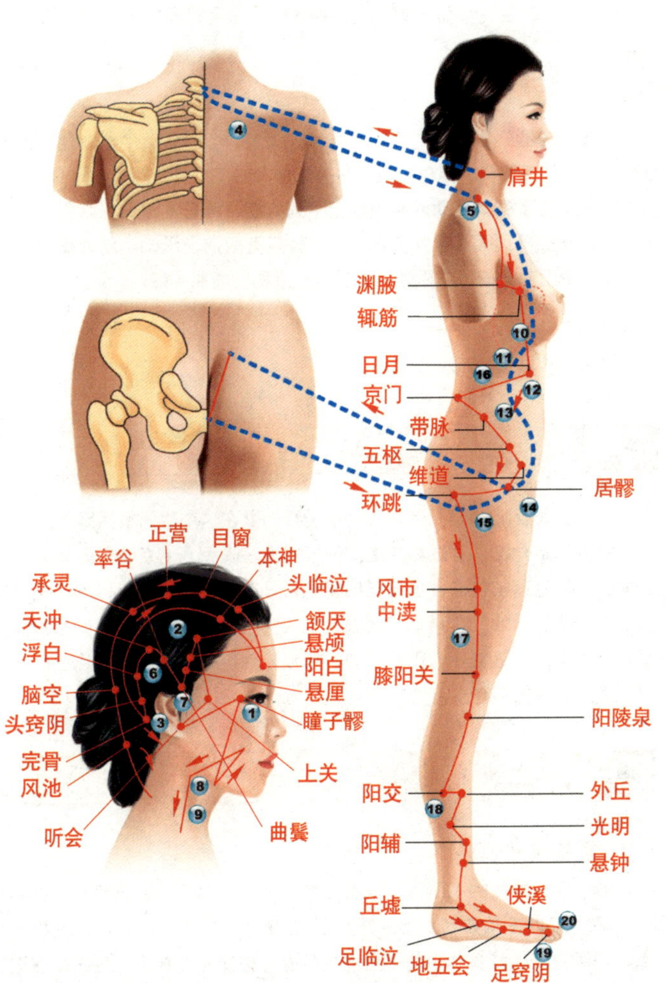
肩井
渊腋
辄筋
日月
京门
带脉
五枢
维道
居髎
环跳
风市
中渎
膝阳关
阳陵泉
阳交
外丘
光明
阳辅
悬钟
丘墟
侠溪
足临泣
地五会
足窍阴
正营
目窗
率谷
本神
承灵
头临泣
天冲
颔厌
悬颅
浮白
阳白
脑空
悬厘
头窍阴
瞳子髎
完骨
上关
风池
听会
曲鬓

□主治病症

本经腧穴可主治头面五官病症、神志病、热病以及本经脉所经过部位的病症。

□病候

◎**《灵枢·经脉》**：是动则病，口苦，善太息，心胁痛，不能转侧，甚者面微有尘，体无膏泽，足外反热，是为阳厥。

◎**本经一旦有了异常变动就会表现出下列病症**：嘴里发苦，好叹气，胸胁痛不能转侧，甚则面孔像蒙着薄尘，身体没有脂润光泽，小腿外侧热，还可发生足少阳部分的气血阻逆，如厥冷、麻木、酸痛等症。

□脏腑联络

属胆，络肝，并与心有联系。

起居饮食

十二生肖以鼠打头，用鼠来比喻胆经，鼠在这个时间最活跃。人在这个时候也开始升发，有过熬夜经历的人知道，晚上九十点钟的时候会感觉非常困，但是过了11点，反而能感觉到自己变精神了。所以，人在这个时候如果不睡觉，就很容易造成失眠。造成失眠的原因，基本上有两种，一是心肾不交，二是胃不合则卧不安。所以，晚饭一定要少吃，晚上阴气过盛，进入的食物不容易消化。

关爱上班族

□经常熬夜如何养生

对于偶尔熬夜的人而言，只要在第二天注意休息和补充营养，身体调适一下就可以正常如初。但对于经常熬夜的人而言，因为是逆生物钟作息，如果疏于保养身体，就很可能导致身体健康每况愈下，经常出现这样或那样的毛病。因此，保养身体对于经常熬夜的人显得更为重要。

>>夜间饮食

熬夜前最好喝一点热的饮品，或是吃少量热的食物。

>>熬夜食谱推荐

[百合莲子红枣粥]

【材料】新鲜百合 1 片，莲子 200 克，大枣 8 颗，大米 2 杯。

【调料】冰糖 1 大匙。

【做法】1. 大米淘净，加 8 杯水及大枣、莲子，以大火煮沸，煮沸后转小火至米粒熟软。

2. 百合剥瓣，剔去老边，挑去杂质，洗净，加入，转中火再煮沸一次，加冰糖续煮 3 分钟即成。

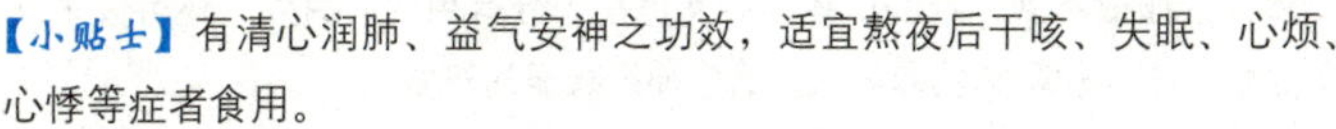

【小贴士】有清心润肺、益气安神之功效，适宜熬夜后干咳、失眠、心烦、心悸等症者食用。

□夜间用眼

在夜间用眼，要比在白天用眼更容易使眼睛疲劳，因此每隔一段时间，最好是每隔一小时就让眼睛休息一下。此外，维生素A及维生素B对预防视疲劳、夜间视力减弱有一定功效，建议平时饮食多吃胡萝卜、韭菜、鱼肉、猪肝等明目食物。

□夜间护肤

经常熬夜的人，容易长青春痘，皮肤也不是很好，可多摄入一些胶原蛋白。胶原蛋白可以帮助皮肤维持良好的保养水平，可以在晚饭时多吃一些富含维生素及胶原蛋白的食物，如水果、猪蹄、肉皮等，并尽量避免辛辣食物。

□白天适量运动

在白天除了补充睡眠，还可以适当地参加户外运动，这有助于改善熬夜一族的健康和睡眠。其实，越是睡眠时间不规律，越需要通过运动来解除疲劳、缓解精神疲惫、有效克服睡眠障碍、恢复睡眠。那种单纯地补觉的方法并不可取。

常见不适及对策

□神经衰弱

人的交感神经应该是夜间休息、白天兴奋，这样才能支持人一天的工作，而熬夜者的交感神经却是夜晚兴奋。熬夜后的第二天白天，交感神经就难以充分兴奋了，使人在白天没有精神、头昏脑涨、记忆力减退、注意力不集中、反应迟钝、健忘以及头晕、头痛等。时间长了，就会出现神经衰弱、失眠等问题。

>>对策

如果确是熬夜引起的神经衰弱、失眠问题，最好的保护性措施即是减少熬夜。如做不到，午间小睡一会儿也是十分有用的。另外，还可以求助于医生，吃一些缓解精神紧张，治疗神经衰弱的药物。

□免疫力下降

在熬夜对身体造成的多种损害中，最常见的就是使人经常疲劳、精神不振、抵抗力下降，使人体处于严重的亚健康状态。对于免疫力比较弱的人来说，感冒等呼吸道疾病、胃肠炎等消化道疾病都会找上门来。这主要是因为熬夜时人的正常生理周期被破坏，人体的正常“应答”系统遭到破坏，免疫力也就会随之下降。

>>对策

建立有规律的作息时间，如果因工作不得不熬夜，那么中间也应该休息一段时间。另外，可适当补充营养，服用一些内含丰富氨基酸及对人体有益的硒、锌、镁、钙、铁等元素的保健品来增强免疫力。

□心理疲劳

从心理学的角度看，熬夜还会造成心理疲乏，使情绪发生不良改变，引起焦虑、忧郁、急躁等。

>>对策

当熬夜后心理压力过大时，要给自己放个假，多到户外活动，这样可以减轻心理疲劳。

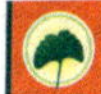

巧用经络

□春季养生敲胆经

在五行中，春天是和肝对应的，而肝与胆相表里，所以春季养生要常敲胆经。

>>敲胆经的功能

◎**活气血，促胆汁分泌**：敲胆经可促进胆汁分泌，增加气血。人体的能量来源于食物。人吃进去的食物，有一部分由胆汁分解成人体造血所需要的蛋白质。因此，如果胆汁分泌不足，则食物被分解成可供人体吸收的蛋白质就不够，当然也就不能提供人体造血所需的足够材料。

◎**调脏腑，理气机**：敲胆经可以调理脏腑的气机，人体是一个升降出入气化运动的机体，肝气通达，气机调畅，则脏腑气机升降有序。气该升的升，该降的降，身体才能达到平衡，如果气不通畅，就会出现喜欢叹气的情况。因为叹气可以使气稍稍通畅一些，所以有时候人叹气只是一种生理的需要，并不见得就是心情不好。

◎**增强抵抗力**：少阳胆经是处于半表半里的，邪气侵犯人体往往会和正气在半表半里中进行抗争，这时人就会感到忽冷忽热，正气强的话就会把邪气驱赶出去，如果正气虚的话，邪气就会长驱直入进入身体，从而使疾病加重。所以敲胆经可以增强人的抵抗力，使正气在半表半里的斗争中取得胜利。

>>敲胆经的方法

◎**四点敲打法**：《人体使用手册》中讲，敲胆经并不需要在穴位上敲，只要取环跳和膝阳关穴这两个点，然后在这两点之间再加两个点，四个点之间等距离即可。每天用力敲打这四个点，每点敲打四下算1次，每天敲左右大腿各50次。由于大腿肌肉和脂肪都很厚，因此必须用力敲打，而且以每秒大约两下的节奏敲，才能有效刺激穴位。

◎**循经敲打法**：《人体经络使用手册》中讲，我们的经络是一条连贯的循行线，不是一截一截的，就像树干一样，我们不能说树根比树干或者比树梢更重要。因此，敲胆经也可以循经敲打，而且对于重点穴位更要重点按摩。

□常敲胆经，辅助治疗高血压

中医经络学说认为，高血压是人体之气失去调控后过度上行所致，所以一切引气下行或分散人体之气的方法都能降低血压。敲胆经就可以调理气机，使气的升降恢复正常，使失控的经络恢复其调控作用，从而使人的心情平和，血压自然降下来。

除了敲胆经，胆经上的悬钟穴也是治疗高血压的重要穴位，可以治疗低压高的高血压。悬钟穴专管人体骨髓的汇集，“髓生血”，所以这个穴位疏通经络、行气活血的功能特别强，堪称人体天生的降压大药。如果您的高血压是低压高的话要每天都敲，一次至少10分钟，而且敲打的时候要注意力度稍大，以穴位及其周围出现酸痛感为最佳，力度太小的话是达不到预期效果的。如果穴位没有酸痛感，那您更要加大力度。阳陵泉降压的作用也很明显，曾有人在刺激阳陵泉前后进行血压测量，发现刺激5分钟后血压显著下降，所以高血压患者也可以常按此穴。而阳陵泉配太冲还有降血脂的作用。研究发现，刺激阳陵泉还可调整脑部的血流量，对急性缺血性中风患者有一定疗效。

特效养生穴位

□治疗痛经的常用穴位

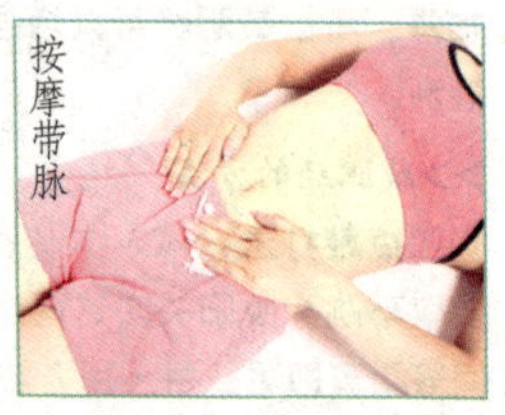
按摩带脉

痛经、乳房胀痛等让许多女性头痛不已，从中医的角度上看，经络内连脏腑，外连肢节。日常生活中常做一些经络穴位按摩运动，具有疏通气血、调节机体各项功能的作用。带脉，是奇经八脉之一。有两层含义，一是此经脉像是一条带子缠在腰间，二是此经与女性的经带关系密切，也就是专管调理月经及妇科各器官功能的重要经络，人体其他经脉都是上下纵向而行的，唯有“带脉”是横向环绕一圈，好像把纵向的经脉用一根绳子系住一样。所以哪条经脉在腰腹处出现问题，如郁结气滞、瘀血堵塞等，都可通过针灸带脉来进行调节和疏通，而且带脉上的3个穴位，即带脉、五枢、维道，又全都压在胆经上，所以按摩此处与敲打胆经有异曲同工之妙。

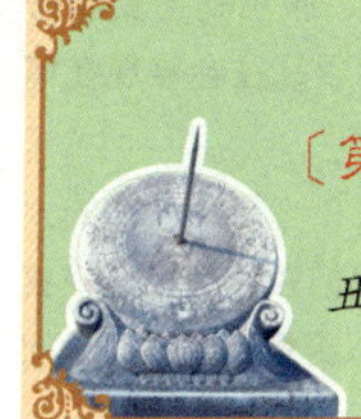

〔第三章〕丑时：肝经旺

丑时不睡者，面色青灰，情志倦怠易躁怒。

肝经的时间一定要熟睡

子时是睡眠和养胆的好时机，而丑时是养肝明目的好时机。肝对应的时辰是丑时，丑时对应凌晨1~3点。肝的作用是藏血，主筋。人体如果弹性出了问题，握力不行的话就是肝出了问题，血出了问题，因为你的血不能濡润这条筋。所以，患肝病的人晚上一定要有足够的睡眠。《黄帝内经》的精髓是顺其自然，夜里不睡觉就会影响到肝藏血的生理功能。

认识足厥阴肝经

足厥阴肝经是循行于大腿外侧的一条重要经脉。《黄帝内经》的《灵兰秘典论》里说，肝是“将军之官，谋略出焉”。其意思为肝是将军，主谋略。由此可见，人的聪明才智能不能发挥在于肝气足与不足，如果肝气足的话，人的反应会很敏捷；如果肝气不足的话，人会显得比较迟钝。

肝主藏血，肝可以把人体暂时不用的血液暂时储备在肝脏当中。藏的另一个含义就是收摄、约束。也就是说，若肝脏功能出现问题，控制血的能力就会变差，极易导致人体产生出血症，比如鼻出血、脑出血、视网膜出血、便血、胃出血等。

肝主疏泄，这主要是从情志方面说的，通俗地说就是心情方面。这里的疏泄主要指疏发宣泄。肝主疏泄，就是说如果肝经是通畅的，肝的功能就会是正常的，人就会感到愉悦、舒服。人刚开始生气的时候，通常是右边肝疼，那是肝气瘀滞住了、不通畅了，再生气就吃不下饭了，这就叫木克土。五行之中，肝属木，中央脾胃属土，肝气不畅，脾胃就会受到影响，出现不想吃饭的症状。所以，肝的疏泄功能出现障碍往往会表现在情绪上，容易生气以致吃不下饭。

肝主宗筋。宗就是祖宗的“宗”，传宗接代的“宗”，筋是人体的大筋，宗筋就是指男性的生殖器。从肝经的经穴走向，我们知道肝经是绕着阴器走行的。阴器就是宗筋，肝经绕着阴器转一周，所以男性生殖方面的问题都跟肝经有密切的关系。

肝经有着至关重要的作用，一旦发生异常，身体就会呈现出各种不适的症状，如脸色不佳、腰痛、焦躁、缺乏决断力等，需保护好肝经。

国医小课堂

问 **怎么判断自己的肝有没有问题呢？**

答 如果睡足8小时仍觉得累、眼眶黑暗或眼睛干涩、皮肤易过敏、整天疲劳气色差，甚至有的女性青春痘长不停，这些都是肝疲劳的表现。如果一个工作紧张、精神压力大的人，长期处于这种状态，就会造成免疫力低下，这种长期的伤害会转化成慢性肝损伤。如果你每天清晨在丑时醒来，这就表示肝在通过气血流注的时间规律向你发出信号了。如果担心自己的脏器有问题，还是认真做一个健康体检为好。如果仅是自我感觉不适，可再用中医经络理论慢慢调养，要想快点解除不适，还是到医院请专业医生诊治吧。

问 **我平时加班的时间过多损害了肝，怎么办呢？**

答 要养护肝，就要找时间多休息。戒酒，不乱服药。可以提供两个穴位供参考：太冲穴、太溪穴。如有条件酉时安神定志片刻，按揉涌泉、太溪穴，或者做十趾抓地动作，同时做赤龙绞海、叩齿、鼓漱、吞津等动作。如有不适，应到正规医院进行相关检查，及时进行调理。

问 **请问什么时候按摩肝经最好呢？**

答 从理论上讲，在肝经最旺的丑时按摩最好，但此时我们宜保持熟睡，以顺应自然。因此，可以将其改为在同名经手厥阴心包经当令的戌时（晚上19点至21点）按摩。

足厥阴肝经图解

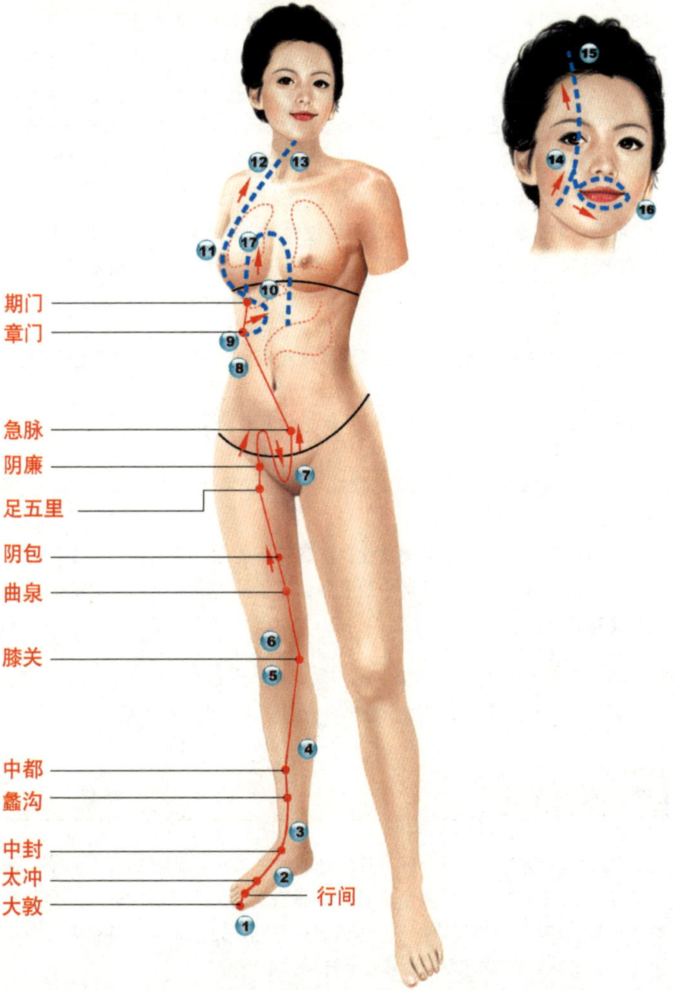

期门
章门
急脉
阴廉
足五里
阴包
曲泉
膝关
中都
蠡沟
中封
太冲
行间
大敦

1 2 3 4 5 6 7 8 9 10 11 12 13 14 15 16 17

□循行路线

足厥阴肝经起于足大趾（见①），向上沿足背内侧（见②），经内踝前1寸处（见③），上行于小腿内侧，行至内踝上8寸处（见④），交出于足太阴脾经之后，沿小腿内侧正中上行，经膝关节内侧（见⑤），沿大腿内侧（见⑥）进入阴部（见⑦），环绕阴部上至少腹部（见⑧），夹胃旁过，属于肝，联络胆（见⑨），再向上通过膈肌（见⑩），分布于胁肋部（见⑪），沿气管后侧（见⑫），向上进入咽喉部（见⑬），连接“目系”（见⑭），再上行出于额部，与督脉交会于头顶（见⑮）。

◎**“目系”的支脉**：从“目系”下行经过面颊，环绕口唇之内（见⑯）。

◎**肝部的支脉**：从肝分出，通过膈肌，向上流注于肺，与手太阴肺经相接（见⑰）。

□主治病症

本经腧穴主治肝胆病症、妇科病、神经系统、眼科疾病和本经经脉所经过部位的疾病。

□病候

◎**《灵枢·经脉》**：是动则病，腰痛不可以俯仰，丈夫㿗疝，妇人少腹肿，甚则嗌干，面尘脱色。

◎**本经异常变动会表现出下列病症**：腰痛得不能做前俯后仰的动作，男人可出现小肠疝气，女性可出现小腹肿胀，严重的则咽喉干涩，面部像有灰尘而没有血色。

□脏腑联络

属肝，络胆，并与胃、肺、咽喉、外阴、目、脑等有联系。

起居饮食

丑时为肝经当令。静心养气是最好的保肝方法。要特别指出的是，某些年轻一族如在这个时间喝酒，将会对肝造成极大的损伤。另外，平时多吃些玉米、海带、大蒜、牛奶、洋葱，对肝有好处。如玉米具有降低血清胆固醇的作用；海带可降低血液及胆汁中的胆固醇。

都市人养生提醒

□都市人如何养肝护肝

>>多喝水

天气干燥易缺水，多喝水可补充体液，增强血液循环，促进新陈代谢，多喝水还可以促进腺体，尤其是胰液、胆汁的分泌，以利消化、吸收和废物的排除，减少代谢产物和毒素对肝脏的损害。

>>饮食平衡

不要暴饮暴食或常饥饿，这种饥、饱不匀的饮食习惯，会引起消化液分泌异常，导致肝脏功能的失调。所以，饮食要保持均衡，食物中的蛋白质、碳水化合物、脂肪、维生素、矿物质等要保持相应的比例；同时还要保持五味不偏；尽量少吃辛辣食品，多吃新鲜蔬菜、水果等。

>>少饮酒

少量饮酒有利于通经、活血、化瘀和肝脏阳气之升发。但不能贪杯过量，要知道肝脏代谢酒精的能量是有限的，多饮酒会伤肝。据医学研究表明，体重60千克的健康人，每天只能代谢60克酒精，若超过限量，就会影响肝脏健康，甚至造成酒精中毒，危及生命。

>>心情舒畅

乐观使人健康。由于肝喜舒恶郁，故生气发怒易导致肝脏气血瘀滞不畅而成疾。要想肝脏强健，首先要学会制怒，即使生气也不要超过3分钟，要尽力做到心平气和、乐观开朗、无忧无虑，从而使肝火熄灭，肝气正常生发，顺调。如果违反这一自然规律，就会伤及肝气，久之，易导致肝病。

>>适量运动

多做户外活动，如散步、踏青、打球、打太极拳等，还可以做做瑜伽，既能使人气血通畅，促进吐故纳新，强健身体，又可以怡情养肝，达到护肝保健的目的。

>>服饰要宽松

古人云：宽松衣带，披散头发，形体得以舒展，气血不致瘀积。肝气血顺畅，身体必然强健。

国医小课堂

这些食物养肝

◎荔枝

研究表明，荔枝对强肝健脾有很好的作用，对增强精力、疏通血液有不错的效果。荔枝虽好，但是不能贪吃，如果吃得过多，反而会带来一系列问题，如鼻出血、牙痛、容易上火等。

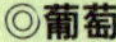
◎葡萄

葡萄含有大量的天然生物活性物质、维生素和纤维素，这些营养物质对肝脏不好的患者十分有益。葡萄中的葡萄糖、有机酸、氨基酸、维生素对肝炎疾病有明显的改善效果。另外葡萄所富含的果酸还能有效防止肝炎后脂肪肝的发生。

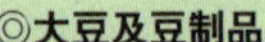
◎大豆及豆制品

这类食物含有丰富的蛋白质和钙、铁、磷等微量元素，这些物质对肝细胞的修复和再生有很重要的作用，从而能有效修复肝脏，增强人体免疫功能。

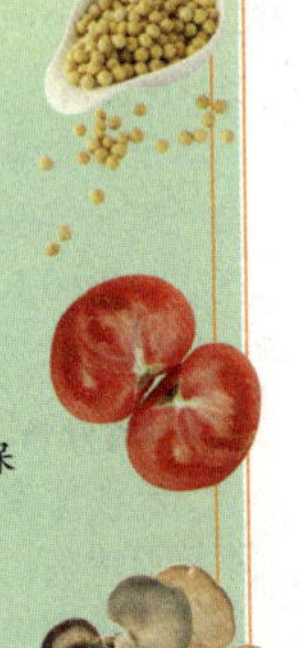

◎西红柿

西红柿含有大量的维生素，对于一些肝病患者，其体内贮存的维生素会比正常人少许多，如果不及时补充维生素，就会对肝脏带来不利的影响。适量吃些西红柿，可以很好地保护肝细胞并防止毒素对肝细胞的损害。

◎蘑菇

对于一些易引动体内郁热而生肝火的人，平时饮食中可以适量吃些蘑菇。蘑菇是一种性凉食物，可以起到清热生津、滋养肝脏的作用。

巧用经络

□乳房胀痛莫大意，按摩肝经帮助你

女性朋友在月经前的一段时间往往会出现乳房胀痛的现象。大多数女性认为这是经前正常的现象而不予重视，结果年龄大了以后就容易患上子

宫肌瘤、乳腺增生甚至妇科肿瘤等严重的妇科疾病。

>>肝经与乳房胀痛息息相关

中医经络学说认为，女性乳房属足厥阴肝经，通过冲、任、督三脉与子宫相联系。女性最容易发生的问题，且与足厥阴肝经有联系的便是肝郁气滞。肝郁气滞的表现有烦躁、抑郁、两胁胀满等，郁久化热就会导致心烦气躁、易怒、口干、头疼等。如果肝经气郁不畅的时间过久，就容易使足厥阴肝经所过的部位发生病理改变。于是乳腺增生、子宫肌瘤就会随之而来。而乳房胀痛常常是最先出现的症状。

>>防治乳房胀痛有妙招

痛是因为不通造成的，肝经不通畅了，在其循行经过的部位就会出现疼痛；肝经通了，病痛自然就好了。所以按摩肝经是预防和治疗乳房胀痛的最好办法。另外，要重点按摩肝经上的太冲穴和大敦穴，可以起到疏肝解郁、通经止痛的作用。

除此之外，还要注重调神志。也就是说，在日常生活中要时刻保持开朗乐观的心态，不生气、不着急、不上火，心平气和地处理事情，这就能有效地预防肝郁气滞的发生，也就预防了乳房胀痛的发生。

当然，预防胜于治疗，不要光从调神上避免肝郁气滞，还要在饮食、起居等方面格外注意，如饮食宜清淡、起居宜有规律、避免熬夜等不良的生活习惯。

特效养生穴位

□太冲——泄肝火，解肝郁

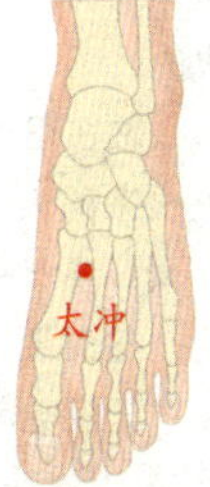

>>一学就会取穴法

取正坐或仰卧位时，位于足背侧，在第二跖骨之间连接部位中，以手指沿拇趾、次趾夹缝向上移压，压至能感觉到动脉应手，即是此穴。

>>功能主治

太冲穴是平肝熄风的要穴，又称“消气穴”，可以缓解因为生气引起的一些疾病。

◎**泻肝火，清头目**：头痛，眩晕，目赤肿痛，胁痛，癫痫，小儿惊风，高血压，头痛头晕，失眠多梦。

◎**行气血，化湿热**：疝气，崩漏，呃逆，月经不调，功能性子宫出血，子宫收缩不全，遗尿，泌尿系统感染，腹痛，腹胀，咳逆纳差，大便困难，心绞痛。

□阴廉——通经络，调月经

阴廉穴，内侧为“阴”，边缘为“廉”，这个穴位在大腿内侧近边缘处，所以称为阴廉。

>>一学就会取穴法

仰卧位伸足，先取曲骨穴旁开2寸的气冲穴，再于其下2寸处取穴。

>>功能主治

◎**调经止带，通利下焦**：月经不调，带下，下腹痛。

阴廉

□治疗火证的要穴——行间穴

行间穴在大脚趾和第二脚趾缝上。它是一个火穴，肝属木，木生火，如果有人肝火太旺，就泻其心火，这叫“实则泻其子”。

行间穴就是一个泻心火的要穴。如果你经常两肋胀痛、嘴苦，那是肝火旺；而像牙痛、腮帮子肿痛、口腔溃疡、鼻出血等症，尤其是舌尖长泡，就属于心火旺盛，这时火虽不在肝上，但是多按揉行间穴还是可以消火的。

憋在里面的火，由肝经营；已经发出来的火，则归心经管。有的人一上火，鼻子就出血，这是心火旺的表现，这时要多按揉行间穴，把心火从鼻子里完全散发出去，就可以轻松地止血，且疗效非常明显（右图）。

按揉行间穴

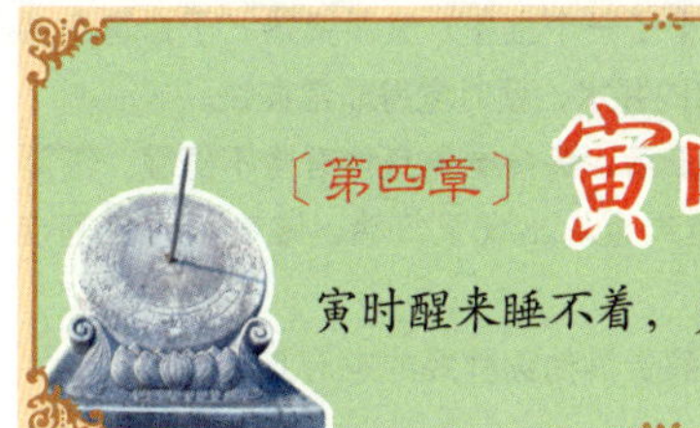

〔第四章〕寅时：肺经旺

寅时醒来睡不着，多是心血不足。

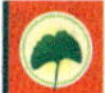

日夜交替之时就是气血整装待发的时刻

肺经最旺的时间是寅时，也就是3～5点。夜里睡觉在寅时醒来是最不好的，为什么呢？因为在《黄帝内经》中，它把肺经归为相傅之官，相傅中的相是宰相的意思，傅是师傅、老师、帝王师。它主气、主治节，3~5点，人体的气血开始重新分配，你心需要多少、肾需要多少，这个气血的分配是由肺经来完成的，3~5点是人睡得最沉的时候，我们人体从静到动的转化一定要通过深度的睡眠来完成。肺还有一个特点，它在人身体的最高处，气血“朝会”于肺，由肺输布于全身的趋势是向下的，中医对此有个专用名词叫“肃降”，意思是不由分说、没有理由地要降下。熬过夜的人知道，凌晨三四点钟最难熬，那是因为身体不让你熬，这个时候气机是“肃降”的，你要是坚持熬下去，就等于生生地在往外、往上调自己的阳气。对人体的伤害非常大，因为这有违人体自身的规律。

认识手太阴肺经

手太阴肺经是走行于手臂内侧的一条重要经脉，属肺脏。而中医则认为“肺为娇脏”，这是因为肺通过口鼻直接与外界相通，易受邪侵，不耐寒热。肺的主要功能是吸入自然界的清气，呼出体内的浊气，使卫气散布全身，保护肌表，输送水分和血液。

为了更清楚地了解肺经的功能，先给大家讲一个古代的小故事吧。

有一个农民在田里干活，整整干了一个上午，又累又热，于是这个农民到了附近的庙里连着喝了3桶冰凉的井水，顿时觉得非常爽快。

第二天，这个农民继续在田里干活，突然觉得身体有些不舒服。渐渐地，病情不断加重，第三天越来越严重，出现了气喘、咳嗽、吐痰等症状，且痰中带有血丝。

于是他找扁鹊给自己看病，扁鹊告诉他灸肺经的中府穴，每天50壮，共灸10天。

农民听从扁鹊的嘱咐坚持针灸，灸到第五天的时候病情已有好转，当他灸到第十天的时候，有一天，他去上厕所，排下很多腥臭的大便，顿觉神清气爽，病情一下好了很多。

通过上面的这个小故事，我们知道了肺与大肠是相表里的，肺脏受寒气侵袭，肺的经气不通，大肠即会有明显反应。

同时，中医认为肺在外合皮毛，也就是说，皮肤需要肺经经气的滋养。若肺经经气过盛，皮肤就会易发红、怕热、易过敏。肺经经气虚，则皮肤血液循环不足，皮肤黯淡无光。所以一些皮肤病可以通过调理肺经得到改善。

久病易伤耗肺气，肺在情志上则多半表现为悲。一方面，悲伤是一种极为不好的情绪，对于人体健康有一定负面影响。当人很伤心的时候就会喘不过气来，这就是肺气受损的表现。另一方面，当肺气虚亏的时候，人往往会表现出悲观的情绪。可见，想要保持良好的情绪，就要及时养肺，通过按摩肺经穴位，使肺气平衡。

肺经循行于手臂内侧，所以在手太阴肺经循行路线上的任何部位出现麻木、疼痛、发冷等异常症状，都可以通过按摩肺经上的穴位来治疗。

手太阴肺经图解

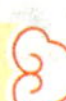

循行路线

手太阴肺经起始于中焦胃部（见①），向下联络于大肠（见②），回绕过来沿着胃上口（见③），穿过膈肌（见④），属于肺脏（见⑤）。从肺系——气管（见⑥）、喉咙部横行出于腋下（中府、云门），沿上臂

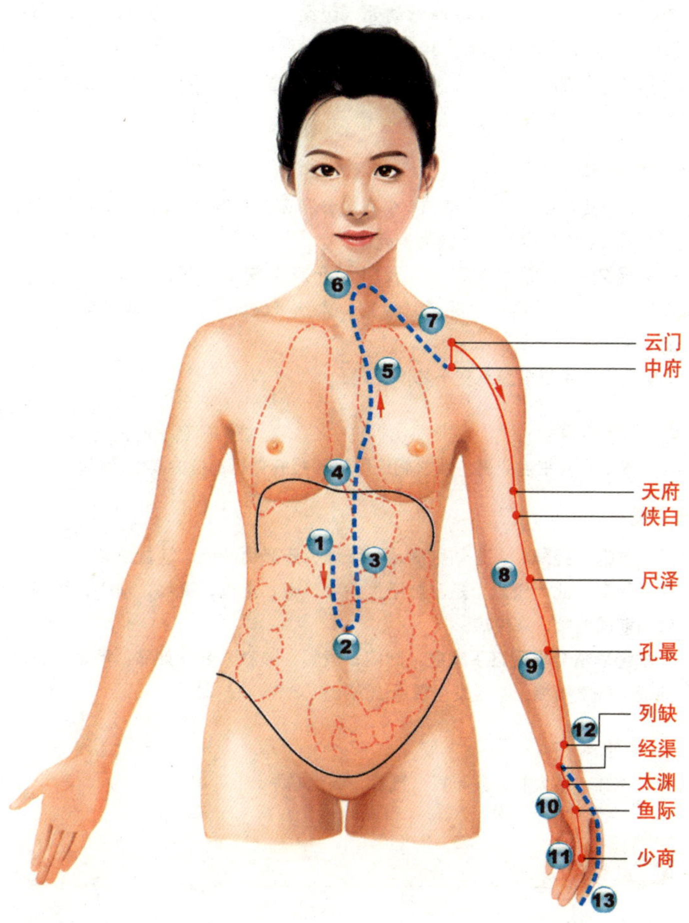

1
2
3
4
5
6
7
8
9
10
11
12
13
云门
中府
天府
侠白
尺泽
孔最
列缺
经渠
太渊
鱼际
少商

内侧下行（见⑦），走行于手少阴心经、手厥阴心包经的前面（天府、侠白），向下经过肘窝中（尺泽）（见⑧），沿前臂内侧前缘（孔最）（见⑨），进入寸口——桡动脉搏动处（经渠、太渊），沿大鱼际边缘（鱼际）（见⑩），出于拇指的桡侧端（少商）（见⑪）。

◎**手腕后方支脉**：从腕后（列缺）（见⑫）处分出，走向食指桡侧端，与手阳明大肠经相接（见⑬）。

□相关穴位

本经共有11个穴位，其中9个穴位分布在上肢掌面桡侧，2个穴位在前胸上部，首穴为中府，末穴为少商。

◎**本经穴**：中府（肺募），云门，天府，侠白，尺泽（合），孔最（郄），列缺（络），经渠（经），太渊（输、原），鱼际（荥），少商（井）。

◎**交会穴**：手三阴经无交于其他经穴。

□主治病症

本经腧穴主治头面、喉、胸、肺病和经脉循行部位的其他病症。

□病候

◎**《灵枢·经脉》**：是动则病，肺胀满，膨胀而喘咳，缺盆中痛，甚则交两手而瞀，此为臂厥。是主肺所生病者，咳，上气，喘渴，烦心，胸满，臂内前廉痛厥，掌中热。

◎**本经异常会出现以下病症**：肺闷，气喘，咳嗽，喉咙疼痛；严重时胸部烦闷，视觉模糊，甚至发生臂厥。

□脏腑联络

属肺，络大肠，并与胃、气管、喉咙联系。

起居饮食

□保持深睡

按照中医理论，寅时是人体阳气的开始，也是人体气血从静变为动的开始，必须要有深度睡眠，最怕有人打扰。

□锻炼时间

心脏功能不太好的老人不提倡晨练，有心脏病的人一定要晚点起床，而且要慢慢地起。即使是在床边穿好鞋之后，也应静坐一分钟。早晨是阳气升发的时候，你就顺其升发好了。

都市人养生提醒

一般认为7点左右起床比较合适。但如果醒得较早的话，可以闭着眼睛躺在床上。清晨正好是阳气发的时候，静静地休息可以使人的神志安定。所以，哪怕每天醒得很早，最好也不要起床，静卧以养阳。如果实在闲得无聊，也可以在床上做些小运动，其健身功效绝不亚于户外运动。

□吞津法

寅时醒来后要是觉得睡不着，不妨披好衣服练习静坐。坐姿为自己能接受的动作，或散盘或单盘或双盘均可。两手握固或结印或掐诀置于腹前，存神内守，以舌于口腔中上下搅动舔揉牙齿牙床内外，这就是所谓的“赤龙绞海”。舌下系带两边有“金津”“玉液”两穴，当津液满口时，叩齿鼓漱（次数自定，如果怕影响别人可以直接鼓漱），然后分数次咽下，意随吞咽动作转移至小腹。依法吞咽七次。应该注意的是，在行功过程中呼吸应始终保持自然舒畅，不论有无唾液或唾液多少，皆应做以上意想和吞咽动作。

□用手梳头

张开手指做梳状，由前向后梳理头发，既可以促进头部气血的循环，又可以达到护发防脱的目的。

□手心摩脚

脚心为肾经涌泉穴的位置，手心为劳宫穴的位置，以手心按摩脚心100次，可使阴阳合抱，从而起到补肾强心的效果。

□伸屈四肢

四肢做伸屈运动，可促使气血迅速回流到全身，对预防心脑血管疾病、增强关节的灵活性有很好的效果。

□叩齿

凝神静心、口唇紧闭、全身放松，上下齿有节律地互相轻叩，大约做100下，可以起到固齿生津的效果。

□叹气

长吁短叹可以使体内横膈上升，促进肺部排尽浊气，增加肺活量，增加血液的含氧量，加快血液循环，使身体处于松弛状态，使大脑兴奋和抑制状况趋于协调，可消除悲伤痛苦、紧张焦虑以及精神压抑感，从而有益于机体内环境的调节和稳定，使机体脏腑功能得到充分的发挥。

□按摩肚脐

将双手手掌重叠在一起，按顺时针方向轻轻按摩肚脐三分钟。肚脐是神厥穴的位置，周围还有关元、气海、丹田、中脘等穴位，此方法可起到提神补气之功效。

□收腹提肛

反复收缩，使肛门上提，可起到防治痔疮的效果。

□左右翻身

躺在床上向左、向右翻身一分钟，可锻炼脊柱大关节和腰部肌肉。

□轻揉耳轮

用双手轻揉左右耳轮，至发热时为止，也可用拍打的方法，双手距耳郭10～15厘米，每次拍100次，力度要轻柔，不可过猛。耳朵上布满全身的穴位，这样可以起到促进耳部气血循环的效果，还可活跃肾气，使听力正常。

□转眼睛

眼睛做顺时针、逆时针运动大约一分钟，可锻炼眼肌，使双目明亮有神。

巧用经络

□逆推手太阴肺经治疗风寒感冒

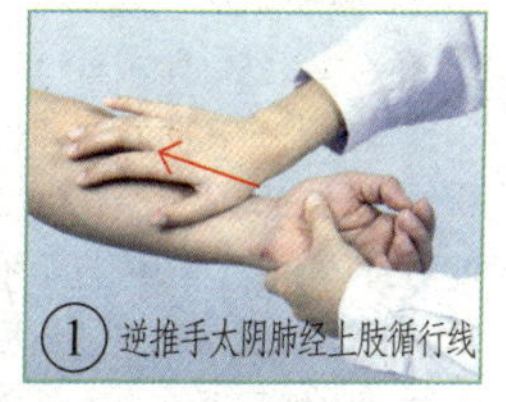
①逆推手太阴肺经上肢循行线

手太阴肺经为十二经脉循行之首，起于中焦，内属于肺。尺泽、孔最、列缺、经渠、太渊，分别为本经的合穴、郄穴、络穴、经穴、原(输)穴，均为经气比较充盛的穴位，对本经病有良好的治疗作用。现代医学研究表明，以上五穴均可以治疗感冒。因此，利用手太阴肺经，就可以轻松治疗风寒感冒。其手法最好是顺着循行路线逆推经络，可以扩大接触面积、增强按摩的渗透力，从而疏通经络、气血流畅、邪气得以宣泄，以有效治疗风寒感冒。

其具体的操作方法如下：令患者伸展前臂，掌心向上，操作者一手抓住患者的手腕，另一手沿着手太阴肺经自腕横纹起向上直推至肘横纹，如此重复。力度先轻后重，每侧前臂逆推约50次，至局部皮肤潮红发热为宜。随即令患者啜饮已煮好的热粥，盖被捂出汗即可（图①）。

此疗法对于感冒初期的患者，治疗一次后，即5分钟内，就会全身出汗，身痛顿减，随即热退身凉。较重的患者可于第二天再依法治疗一次。为避免汗出后受风，临睡前做此操最佳。

□伸展手太阴肺经滋养肺脏

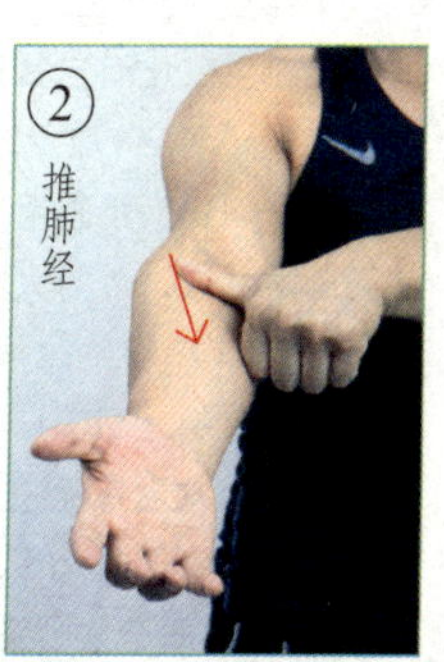
②推肺经

手太阴肺经主要治疗肺部疾病以及经穴走行部位的疾病，常常伸展手太阴肺经可以使肺脏得到锻炼与滋养。

◎**推肺经**：用大拇指指腹沿着肺经的上肢循行线，由上至下用力推摩10～20次，至局部发红和发热。这种方法不但可以起到伸展肺经的作用，同时可以预防和治疗感冒（图②）。

◎**左右弯弓射大雕**：自然站立，左脚向左侧迈开一步，身体下蹲成骑马步状，双手虚握于两髋之外侧，随后自胸前向上画弧，提于与乳平高处。右手向右拉至与右乳平高，与乳相距约两拳，意如拉紧弓弦，开弓如满月；左手食指与中指并直，拇指轻压在无名指指甲上，小指紧贴无名指自然弯曲，向左侧伸出，顺势转头向左，视线通过左手食指凝视远方。稍作停顿后，随即将身体上起，顺势将两手向下画弧收回于胸前，并同时收回左腿，还原成自然站立。此为左式，右式反之。左右调换练习10次左右。开弓射箭的动作可以拉开手太阴肺经、手阳明大肠经。肺与大肠相表里，这两个脏腑之气通过这种松紧交替的经络按摩，逐渐松融畅通（图③）。

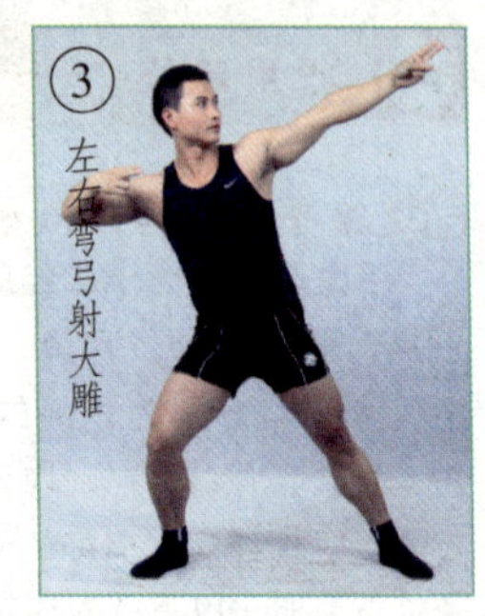
③ 左右弯弓射大雕

特效养生穴位

□活用少商穴

◎**艾灸少商穴治疗鼻出血**。点燃艾条（应急时也可用香烟），用雀啄或回旋法灸少商穴，直至患者鼻出血停止。此法体现了上病下治、下病上治的治疗原则，可引火归源，摄血归经，收摄止血而使出血停止（图④）。

◎**点刺少商穴治疗小儿腹泻**。常规消毒，用0.5寸不锈钢针或三棱针，点刺少商，令其出血，视血色变化而定其量，直至血色由暗红变鲜红为止，每日1次。轻者每次只选一侧，两侧交替点刺；病情较重者则同时点刺两侧。少商乃肺之井穴，肺与大肠相表里，刺其出血，可使肠中湿热邪气得泄，邪气泄尽，清气得升，浊阴自降（图⑤）。

◎**指压少商穴治疗呃逆**。操作者以左右拇指指端，分别垂直按于患者的少商穴，出现酸胀感后再持续按压1分钟（图⑥）。

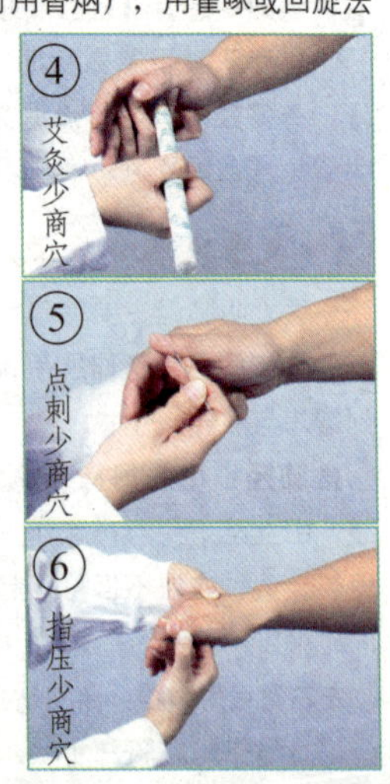
④ 艾灸少商穴

⑤ 点刺少商穴

⑥ 指压少商穴

□活用鱼际穴

◎**治疗便秘**。按摩右手时，左手拇指掌面压在右手大鱼际处，食指压在合谷穴上，拇指开始按摩大鱼际肌，有轻度压迫感为宜。按摩2分钟后再用相同手法按摩左手大鱼际肌。反复交替按摩，有便意后立即如厕（图⑦）。

◎**治疗支气管哮喘的急性发作**。支气管哮喘是一种常见病，往往发作较急，如果处理不及时极易导致严重缺氧，甚至危及生命。指压鱼际穴可在数分钟内使哮喘症状迅速缓解，赢得进一步抢救和治疗的时间，使哮喘的危害程度降到最低。方法：患者取双侧鱼际穴，将大拇指指腹按压在鱼际穴上，食指顶住患者的虎口或合谷穴上，大拇指按顺时针方向揉按，由轻到重，反复10次，使局部明显出现酸胀感为宜。一般按压2～5分钟后哮喘症状逐渐缓解，严重者需要配合吸氧等做进一步治疗（图⑧）。

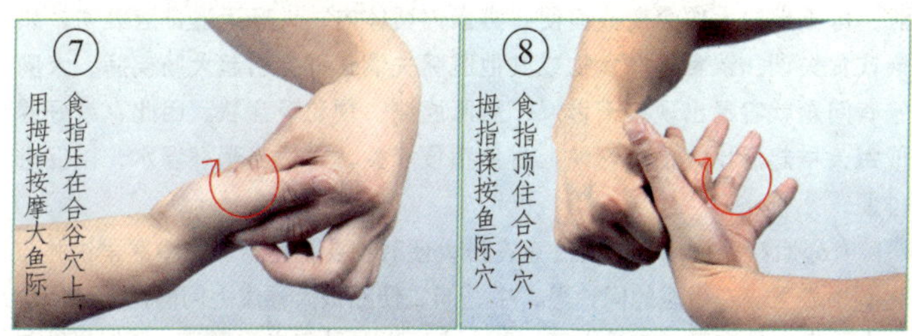

□尺泽——补肾降压的要穴

尺泽是补肾的一大要穴。肾主纳气，肾一旦不纳气了，就会出现血压升高、哮喘等症状。通过揉尺泽穴则可把气降下去，以达到治疗和缓解高血压和哮喘症状的效果。

>>一学就会取穴法

本穴位于上肢肘横纹中，肱二头肌桡侧凹陷处。

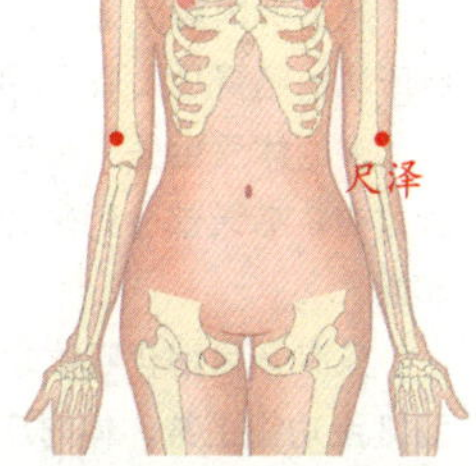

>>功能主治

◎**清热解毒**：肺热咳喘，咽痛，胸痛，高热惊厥，急性吐泻，中毒，中暑，乳痈发热。

◎**滋阴润肺**：咳嗽，咯血，肺炎。

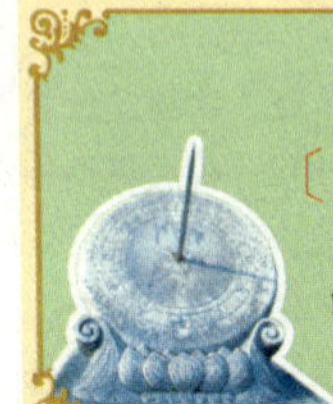

〔第五章〕卯时：大肠经旺

卯时排便是对大肠经最好的照顾。

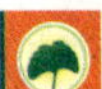

顺应天时，让大肠经兴奋起来

卯时（5～7点）气血流注于大肠经，大肠经经气最旺，有利于排泄。排不出的大便会变成宿便将毒素停留体内。大肠运送排泄废物，如果饮食失调、误食不净食物或其他脏腑失调，都会引起大肠疾病。大肠经有问题就容易出现口干舌燥、腹胀腹痛、便秘等症状。因此，最好养成每天早起后排大便的习惯，避免宿便产生，可适当喝杯温水，以促进排便。

有心肌梗死疾病的人要注意在排大便时不要太用力。在中医里讲肺与大肠相表里。在中医的问诊里，中医问二便在很大程度上问的是心肺的功能。如果大便变稀或者是出了问题，实际上是肺气出问题了，所以说肺与大肠相表里。

认识手阳明大肠经

《黄帝内经》上说："阳明经多气多血。"手阳明大肠经与足阳明胃经所属的肠胃是人消化、吸收以及排出废物的器官。

人的体质由先天和后天两方面决定，先天部分是遗传父母的，我们无法改变；后天部分则来源于将食物转化为维持我们基本生理功能所需的气和血。

只有肠胃消化吸收功能正常，体内气血充足，人的抵抗力才会强；胃肠排泄功能正常，体内产生的垃圾能够及时排出而不致在体内堆积，那么由内在性原因产生的疾病自然会减少。所以阳明经是人体重要的经络，对维持人体正常的生命活动起着至关重要的作用。

大便不通的人，其体内的垃圾往往就会大量堆积，而人体是具有一定的自我清洁功能的，这些毒素总要通过一些途径排出体外，这样与大肠经关系密切的地方就成了体内之毒隐藏的首选。

跟手阳明大肠经关系密切的五官有：脸、下巴、鼻子，因而容易在这些地方出现痤疮、雀斑、青春痘、酒糟鼻等，所以打通大肠经就可以有效地防治皮肤病，我们可以用刮痧法把里面积攒的瘀毒刮出去，这个方法是比较简捷有效的。

阳明经是气旺、血也旺的一条经络，所以这个经络里面蕴含的气血很足，它可以帮助人体增强阳气。本经中的阳溪穴就有极大地补人体阳气的作用。

不仅如此，阳气过旺的人也可以通过这条经络来把多余的火气泻掉。总而言之，阳明经就是一条双向调节人体阳气的重要经络，本经上的温溜穴就是最好的证明。

当人体阳气不足的时候，艾灸温溜穴，身体会在不知不觉之中慢慢温暖起来。而当身体觉得燥热时，对准温溜穴刮痧，就可以给身体清火降热。

俗话说“不通则痛”，手阳明大肠经的气血一旦不通畅就会出现手指、手背、上肢、后肩等经络路线上的疼痛和酸、胀、麻等不舒服的感觉。平日里多敲打敲打大肠经或者按揉一下大肠经的穴位，就可以使大肠经通畅，从而减轻身体出现的酸麻胀痛的感觉。

大肠经还有很好的通便效果，有一个非常好的排便方法，即推按二间、三间到商阳穴这一段大肠经，可以用大拇指的内侧指节往下推，一直推到商阳穴，长期坚持，可增强肠蠕动，大便就会很容易排出。

手阳明大肠经图解

□循行路线

从食指末端起始（商阳）（见①），沿食指桡侧缘（二间、三间）向

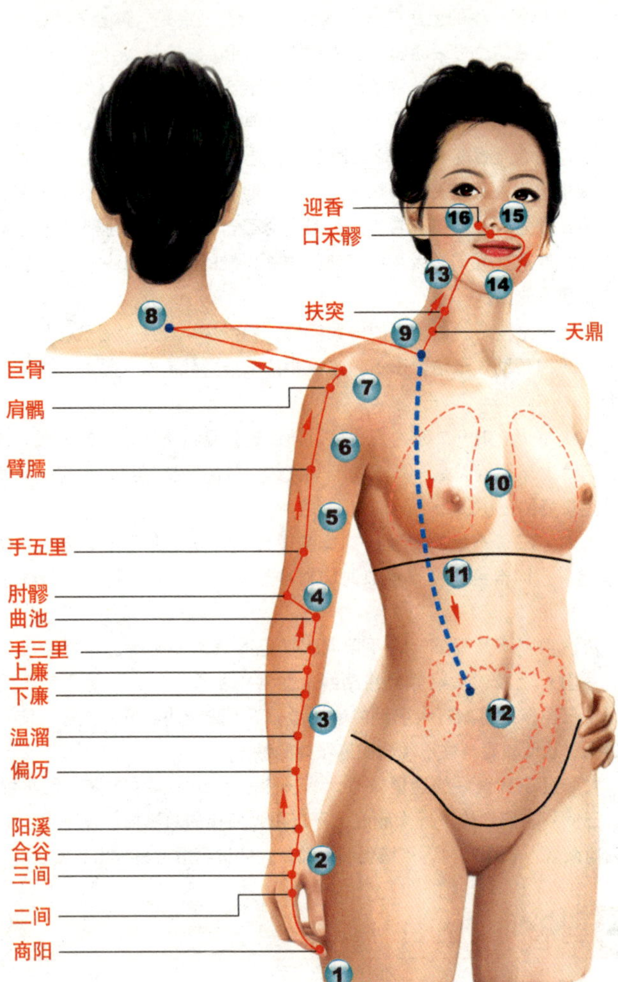
迎香
口禾髎
扶突
天鼎
巨骨
肩髃
臂臑
手五里
肘髎
曲池
手三里
上廉
下廉
温溜
偏历
阳溪
合谷
三间
二间
商阳
1
2
3
4
5
6
7
8
9
10
11
12
13
14
15
16

上，通过第一、二掌骨之间（合谷）（见②）、进入两筋（拇长伸肌腱和拇短伸肌腱）之间（阳溪），沿前臂桡侧（偏历、温溜、下廉、上廉、手三里）（见③），进入肘部外侧（曲池、肘髎）（见④），再沿上臂外侧前缘（见⑤）（手五里、臂臑），上走肩端（见⑥），沿肩峰前缘（见⑦），向上交会颈部（大椎）（见⑧），再向下入缺盆（锁骨上窝部）（见⑨），联络肺脏（见⑩），通过横膈（见⑪），属于大肠（见⑫）。

◎**缺盆部支脉**：从锁骨上窝上行颈旁（天鼎、扶突）（见⑬），通过面颊，进入下齿龈（见⑭），回绕至上唇，交叉于人中（水沟）——左脉向右，右脉向左（见⑮），分布在鼻孔两侧（迎香），与足阳明胃经相接（见⑯）。

□相关穴位

本经共有20个穴位，其中15个穴位分布于上肢背面的桡侧，5个穴位在肩、颈、面部，首穴为商阳，末穴为迎香。

◎**本经穴**：商阳（井），二间（荥），三间（输），合谷（原），阳溪（经），偏历（络），温溜，下廉，上廉，手三里，曲池（合），肘髎，手五里，臂臑，肩髃，巨骨，天鼎，扶突，口禾，迎香。

◎**交会穴**：大椎（督脉），水沟（督脉），地仓（足阳明），秉风（手太阳）。

□主治病症

本经穴位主治头面病、五官病、咽喉病、热病及经脉循行部位的其他病症。

□病候

◎**《灵枢·经脉》**：是动则病，齿痛，颈肿。是主津所生病，目黄，口干，鼽衄，喉痹，肩前臑痛，大指次指痛不用。

◎**本经异常会出现以下病症**：牙齿痛，颈部肿胀；本经异常还会出现有关“津”方面的病症，如眼睛昏黄，口干，鼻塞，流清涕或出血，喉咙肿痛，肩前、上臂部疼痛，大指侧的次指（食指）痛而不好运用等。

□脏腑联络

属大肠，络肺，并与鼻、下齿有联系。

起居饮食

大肠经当令。早起不贪睡，见晨光即披衣起床，叩齿300次，转动两肩，活动筋骨，先将两手搓热，擦鼻两旁、熨摩两目六七遍；再将两耳揉卷五六遍；然后以两手抱后脑，手心掩耳，用食指弹中指、击脑后各24次。然后去室外打太极拳或练其他导引术。

□喝一杯水

新鲜的白开水是最佳选择。白开水是天然状态的水经过多层净化处理后煮沸而来，水中的微生物已经在高温中被杀死。

有不少人认为喝淡盐水有利于身体健康，于是晨起就喝淡盐水，这种认识是错误的。研究认为，人在整夜睡眠中未饮滴水，然而呼吸、排汗、泌尿却仍在进行中，这些生理活动要消耗许多水分。早晨起床如饮些白开水，可很快使血液得到稀释，纠正夜间的高渗性脱水。而喝盐水反而会加重高渗性脱水，令人更加口干。何况，早晨是人体血压升高的第一个高峰，喝盐水会使血压更高。

有的人喜欢早上起床以后喝冰箱里的冰水，觉得这样最提神。其实，早上喝冰水是不合时宜的，因为此时胃肠都已排空，过冷或过烫的水都会刺激到肠胃，引起肠胃不适。晨起喝水，喝与室温相同的水最佳，天冷时可喝温开水，以尽量减少对胃肠的刺激。研究发现，煮沸后冷却至20~25℃的白开水，具有特殊的生物活性，它比较容易透过细胞膜，并能促进新陈代谢，增强人体的免疫功能。凡是习惯喝温、凉开水的人，体内脱氧酶的活性较高，新陈代谢状态好，肌肉组织中的乳酸积累减少，不易感到疲劳。在头天晚上晾开水时一定要加盖，因为开水在空气中暴露太久会失去活性。

清晨喝水尽量空腹喝，也就是在吃早餐之前喝水，否则就起不到促进血液循环、冲刷肠胃等效果。最好小口小口地喝水，因为饮水速度过猛对身体是非常不利的，可能引起血压降低和脑水肿，导致头痛、恶心、呕吐。

□梳头养生

中国古代的《养生论》中说："春三月，每朝梳头一二百下。"说的是两重意思，一是梳头可以养生，二是春天这个季节适合梳头养生。中医认为，经络遍布人的全身，人体内外上下，脏腑器官的互相联系，气血的调和，要靠这些经络起传导作用。而人的头顶有"百会穴"，就是因经络直接会集头部，或间接作用于头部而得名。因此通过梳头，可以疏通经络气血，起到滋养和坚固头发、健脑聪耳、散风明目、防治头痛的作用。养生梳头有什么讲究？要全头梳，不论头中间还是两侧都应该从额头的发际一直梳到颈后的发根处。每个部位起码应梳50次以上方有功效，上限以自己感觉舒服为宜。时间以早晨最佳，因为早上是人的阳气升发之时。梳子则以牛角梳、玉梳、木梳为好。

巧用经络

便秘是困扰很多人的一种疾病，尤其是中老年人随着年龄的增长，消化和排便功能逐渐减弱，从而出现顽固性便秘。经常敲打手阳明大肠经对治疗便秘有很好的效果。并且手阳明大肠经非常好找，双臂下垂，手臂外侧的桡侧即为手阳明大肠经。中医认为，"大肠者，传导之官，变化出焉"，大肠为传导糟粕的器官，又主津，调节体内水液代谢，大肠功能一旦异常则很容易导致便秘。因此，要敲打大肠经，以疏通经络、激发经气，使气血宣通，从而有效缓解便秘症状。

□敲大肠经的时机

在十二时辰里，大肠经对应卯时，即早上的5～7点，在这个时间段里敲打大肠经会起到事半功倍的效果。另外，也可选择同名经气最旺的时候，也就是足阳明胃经对应的时间，即上午7～9点敲打大肠经，效果也不错。

>>敲打大肠经的手法

取正坐或直立位，先用右手敲左臂，由肩开始从上向下敲打手臂外侧，直至食指；然后用同样的方法以左手敲右臂。每次10～15分钟，坚持一个月以上。

特效养生穴位

□迎香——宣通鼻窍的能手

迎香穴，顾名思义，即为把香气迎进来。也就是说，当鼻窍不通，鼻塞时，用这个穴位治疗最为有效，实乃通鼻窍的一大要穴。按摩前，首先把鱼际搓热，用搓热的鱼际再轻揉鼻翼，之后点按迎香穴。

>>一学就会取穴法

本穴位于面部，鼻翼外缘中点旁，在鼻唇沟中间。

>>功能主治

◎**散风清热，宣通鼻窍**：鼻塞，鼽衄，口眼歪斜，面痒。

◎**其他**：胆道蛔虫症，便秘。

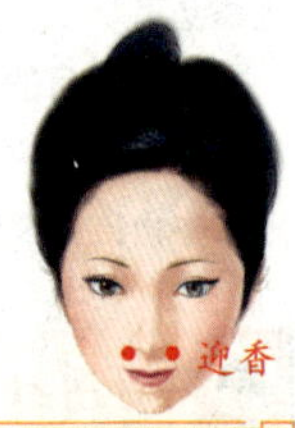

国医小课堂

艾灸的方法

艾灸是用艾绒做成大小不同的艾炷（也叫“艾壮”），或用纸卷做成艾条在穴位处烧灼、熏烫的一种治疗方法，一般用于虚寒性肿瘤患者。常用以下几种艾灸方法：

◎**艾条灸**：艾条一端点燃后，熏烤穴位处，不碰皮肤，以患者感到温热为准。一般可灸10～15分钟，也可根据穴位酌情规定时间。

◎**艾炷灸**：将艾炷放在穴位上，用火点燃，烧至局部微红灼热难忍时，用镊子拿开，每组穴灸3～5壮，每次选2～3个穴位为一组，隔日1次。

◎**化脓灸**：先用大蒜液涂穴位，然后用较大艾炷贴在穴位上点燃。每组穴可灸7～9壮，每次选灸1～2个穴位为一组。灸后局部会出现烫伤现象，皮肤潮红，中间有一小凹陷，用消毒纱布或干棉球清洗局部之后敷盖。5～7日灸疮化脓，3～5周会自行结痂，灸后要注意预防感染。

◎**隔姜灸**：用大约2毫米厚的生姜作为间隔，放上大艾炷点燃，待患者觉得灼烫，可将姜片略提起片刻，放下再灸，以出现轻度烫伤为止。保护水疱，任其自行吸收。一般可灸3～5壮。

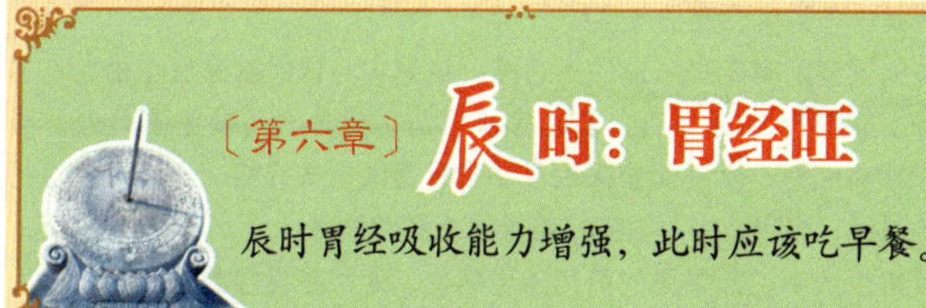

〔第六章〕辰时：胃经旺

辰时胃经吸收能力增强，此时应该吃早餐。

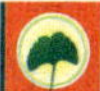

吃点食物吧，这是养胃气的时间

辰时是指上午7~9点，辰时又名食时，古人“朝食”之时也就是吃早饭时间，辰时的生肖对应的是龙，相传这是“群龙行雨”的时候。阳气开始占据主动，阴气开始处于劣势。为了滋生阳气，需要食物来补充。所以最好的养生方法是吃早饭。

认识足阳明胃经

脾胃是人的“后天之本”“气血生化之源”，就是说脾胃具备了我们现在所说的整个消化吸收功能，可以将人吃的食物、喝的水转化成人体所必需的“气”和“血”，而气血正是人体发挥功能的基础。胃经属于胃，络于脾，所以它和胃的关系最为密切，同时也和脾有关。所以胃经出现问题首先表现在消化上。消化过度则易饥饿，消化不良则腹胀满。

年轻人长痤疮，也是胃经病变所致，这是因为年轻人比较喜欢喝冷饮，而喝大量冷饮会形成胃寒，人体自身会攻出热来驱散胃里的寒气，从而形成燥火，再喝冷饮，人体就会用更多的热来攻胃寒。由此反反复复恶性循环，慢慢地这个燥火就会表现在脸上，从而滋生痤疮。因此，这类人即使在炎热的夏天，也最好喝温水，并且治痤疮还有一个很好的方法就是从胃经治。

胃经上还有很多穴位可以用于美容，例如按摩四白穴可以去除黑眼圈；地仓穴则是改善面部松弛的美容穴；按摩大迎穴可以消除双下巴。可见，胃经是一条实实在在的美容经。

有些女性经前有乳房胀痛的不适感，这其实与胃经瘀滞息息相关；另外，新妈妈的乳汁畅通与否、乳汁多少都与胃经血气传输密不可分。可见，足阳明胃经对于女性健康来说是非常重要的一条经络，当这些女性问题出现的时候，也可以通过这条经络予以缓解和改善。

在日常生活中，如果腿的前侧出现病变，通常是胃经出了问题。古人非常重视护膝，他们席地而坐时就习惯将两手放在膝盖上，甚至跪坐着也将两手放在膝盖上。这是因为胃经也经过膝盖，而我们的手上有一个劳宫穴，这个穴位属于火穴，用手捂住膝盖，就可以防止膝盖受凉。

足阳明胃经图解

□循行路线

起于鼻翼两侧，上行到内眼角（见①），与足太阳膀胱经相交会（见②），向下沿鼻外侧（见③）进入上齿中（见④），复出环绕口唇，向下左右两脉交会于颏唇沟处（见⑤），再向后沿口腮后方，出于下颌大迎（见⑥），沿下颌角上行耳前，经下关（见⑦），沿发际，到达前额（见⑧）。

◎**面部支脉**：从大迎前下方走到人迎，沿着喉咙，进入缺盆部（见⑨），向下通过膈肌，属于胃，联络脾脏（见⑩）。

◎**缺盆部直行的脉**：经乳头，向下挟脐旁，进入小腹两侧气冲（见⑪）。

◎**胃下口部支脉**：沿着腹部向下到气冲会合（见⑫），再沿大腿前侧下行（见⑬、⑭），下至膝盖（见⑮），沿胫骨外侧前缘（见⑯），下经足背，到达足第二趾外侧端（见⑰）。

◎**胫部支脉**：从膝下3寸（足三里）处分出（见⑱），进入足中趾外侧（见⑲）。

◎**足背部支脉**：从足背分出，进入足大趾内侧端，与足太阴脾经相接（见⑳）。

□相关穴位

本经共有45个穴位，15个穴位分布在下肢的前外侧面，30个穴位在

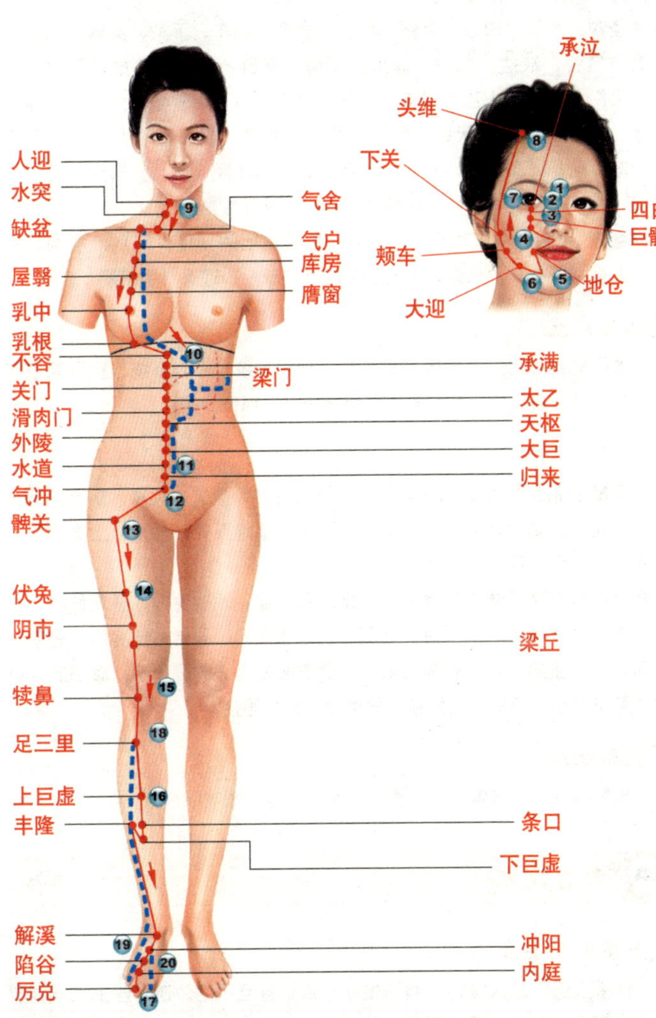

承泣
头维
下关
四白
巨髎
颊车
地仓
大迎
人迎
水突
缺盆
屋翳
乳中
乳根
不容
关门
滑肉门
外陵
水道
气冲
髀关
伏兔
阴市
犊鼻
足三里
上巨虚
丰隆
解溪
陷谷
厉兑
气舍
气户
库房
膺窗
承满
梁门
太乙
天枢
大巨
归来
梁丘
条口
下巨虚
冲阳
内庭

腹、胸和头面部，首穴为承泣，末穴为厉兑。

◎**本经穴**：承泣，四白，巨髎，地仓，大迎，颊车，下关，头维，人迎，水突，气舍，缺盆，气户，库房，屋翳，膺窗，乳中，乳根，不容，承满，梁门，关门，太乙，滑肉门，天枢（大肠募），外陵，大巨，水道，归来，气冲，髀关，伏兔，阴市，梁丘，犊鼻，足三里（合），上巨虚（大肠下合），条口，下巨虚（小肠下合），丰隆（络），解溪（经），冲阳（原），陷谷（输），内庭（荥），历兑（井）。

◎**交会穴**：睛明（足太阳），颔厌，悬厘，上关（足少阳），水沟，神庭，大椎（督脉），承浆，上脘，中脘（任脉），迎香（手阳明）。

□主治病症

本经腧穴可治疗胃肠等消化系统，神经系统，呼吸系统，循环系统和头、眼、鼻、口、齿等病症和本经经脉所经过部位的病症。

□病候

◎**《灵枢 经脉》**：是动则病，洒洒振寒。善伸，数欠，颜黑，病至则恶人与火，闻木声则惕然而惊，心欲动，独闭户塞牖而处；甚则欲上高而歌，弃衣而走；贲响腹胀，是为厥。

◎**本经一旦有了异常变动就会表现出下列病症**：颤抖发冷，喜欢伸腰，屡屡呵欠，颜面黯黑。病发时，就厌恶别人和火光，独自关闭房门，遮塞窗户而睡。严重的则可能登高而歌，不穿衣服就走。胸膈部响，腹部胀满。这还可引发小腿部的气血阻逆，如厥冷、麻木等症。

□脏腑联络

属胃络脾，并与胃、膈、鼻、上齿、口唇、喉咙联系。

起居饮食

□早餐的重要性

许多人由于起床晚，早餐随便吃一点，甚至不吃。还有些主张所谓要“体内环保”的人，早上只是喝些冷藏在冰箱中的蔬菜汁、果汁等，认为这样可以清理体内废物。但是他们忽略了人的机体需要热量的不断补充，只有吸收足够的热量，身体温暖了，微循环才会正常，氧气、营养输送及废物的排泄才会顺畅。

从中医食疗的角度看，早餐不宜喝冷藏的冰蔬菜汁、冰咖啡、冰果汁、冰牛奶，而是要吃热的食物才能保护“胃气”。中医的胃气包含了脾胃对食物的消化吸收能力、器官的后天免疫能力等。早晨室外的温度尚未回升，人体的肌肉、神经及血管都还没有舒张，此时如果摄入冰冷的饮食，必定会影响微循环，导致血流不畅。经常进食冰冷的食物，食欲会越来越差，皮肤渐渐失去光泽，喉咙老是有痰堵的感觉，时常感冒。这都是因为胃气受损，伤及机体免疫能力所致。

早餐搭配合理是指通过早餐能够摄取到足够的水分和营养。稀饭、豆浆都是营养丰富的食物，可以任选一种。而热牛奶则建议在晚上睡觉前半小时喝，有助于睡眠。早点除了“稀的”，还应搭配“干的”，如馒头等食物，因为谷类食品吸收后能很快分解成葡萄糖，缓解一夜睡眠后产生的低血糖，提高大脑和机体的活力。谷类食品的缺点是消化速度比较快，2～3个小时之后就会感到饥饿，因此还要适量搭配一些富含蛋白质和脂肪的食品，如鸡蛋、豆制品、花生等，以便使整个上午精力充沛。另外也可以吃点水果和蔬菜，不仅可以补充水溶性维生素和膳食纤维，还能获得机体所需的钙、钾、镁等矿物质与微量元素。早餐不宜食用肉类或太油腻的食品，以防给胃肠增加负担，摄入过量的脂肪。早餐最好不要经常吃方便面等，因为它们除了碳水化合物，其他营养成分如蛋白质、脂肪、维生素和矿物质等都不足。

□秋季清晨宜喝粥

秋季的养生应以润燥益气为主，以健脾补肝清肺为要旨。立秋后特别适合早上喝粥。初秋，人体脾胃功能减弱，免疫力下降，若早上能食用一些温食，特别是热的药粥，对身体有很好的健脾、补气的滋补作用。专家推荐早上可以喝甘蔗粥、玉竹粥、沙参粥、生地粥、花生粥等。

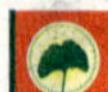

都市人养生提醒

□鸣鼓养生法

利用闲暇时间可以做个养生操，方法简单。以手掌紧压住双耳数秒，然后迅速脱离，此法可振动耳膜，减缓耳窝退化；闲时也可常按摩耳朵，不论揉、弹各种手法均可，可立即改善头痛、晕车等诸多不适，体质虚弱者常按摩耳朵，还可防感冒。

□忌冬季清晨跑步

冬季的清晨常常有雾，雾天不仅给交通造成不便，也会损害人体的健康，自古就有“秋冬毒雾杀人刀”之说。据测定，雾滴中各种酸、碱、盐、胺、酚、尘埃、病原微生物等有害物质的比例，比雨滴高出几十倍。如果冬季清晨在雾天锻炼，随着运动量的增加，人的呼吸势必加深、加快，会更多地吸入雾气中的有害物质，从而诱发或加重支气管炎、呼吸道感染、咽喉炎、眼结膜炎等诸多病症。很多喜欢晨练的中老年人，在冬天天不亮就出去锻炼，其实这不是锻炼身体，是在瞎折腾，是在“糟蹋”自己的身体，经常如此，恐生大病!

□忌清晨喝浓茶

晨起喝浓茶，茶中单宁会吸附在胃壁上，影响胃腺的分泌，损害消化功能。另外茶还有利尿作用，人经过一夜的睡眠，机体消耗了不少的水分，此时应及时补充水分，如此时喝浓茶，便干扰人体的水平衡，引起细胞脱水。患慢性胃炎、溃疡病、贫血的人，空腹饮浓茶会诱发疾病反复。

□忌用脑过度

不少人都认为，早晨空气清新，头脑清醒，因而抓紧用脑，他们背英语单词，或绞尽脑汁想难题。其实这样做是不科学的。专家认为：在一天当中，人的头脑是从早晨开始才慢慢越来越清醒的。早晨人们感到脑力好，是因为大脑处在慢慢恢复活跃的时候，但要知道，此时也是活力最低的时刻，早晨过度用脑了，会干扰大脑活力的恢复过程，这一天余下来的时间用脑必然受到影响，日子一久，就极易引起头晕、头痛、失眠等症状。

巧用经络

按摩足阳明胃经，治疗胃肠功能紊乱

一个人如果常在焦虑的心情下紧张地工作和生活，机体的抵抗力会降低，引起胃肠道功能紊乱。有人统计，胃肠疾患中因情绪不好致病者占74%。日常生活中，人们都会有这样的体验：当情绪紧张、闷闷不乐时，通常会茶饭不思，总说没胃口；即便吃了饭，也会感到胃部不适，多为胃部隐隐作痛，有的人还会有头晕、失眠等症状。这表明，情绪的变化将直接影响人体各器官功能的变化，而表现最为敏感的就是胃肠。

胃肠功能紊乱包括现在我们常见的一些胃肠疾病，比如胃溃疡、消化不良、腹胀、腹泻、便秘等一些由于胃肠功能失常所导致的病症。按摩足阳明胃经可以治疗胃肠功能紊乱，具体操作方法如下：

1.在循经按揉时重点从腹部到小腿进行推捋、按揉，反复操作，胃经的经气就会疏通，气血自然也就贯通了；然后重点点揉某些穴位，尤其是足三里，点揉2～3分钟。

2.用手掌在腹部进行反复的环形摩擦，力度要轻，以腹部感觉温热为宜，一般的按摩方向应该是顺时针。饭后一个小时左右开始操作，15分钟左右为宜（右图）。

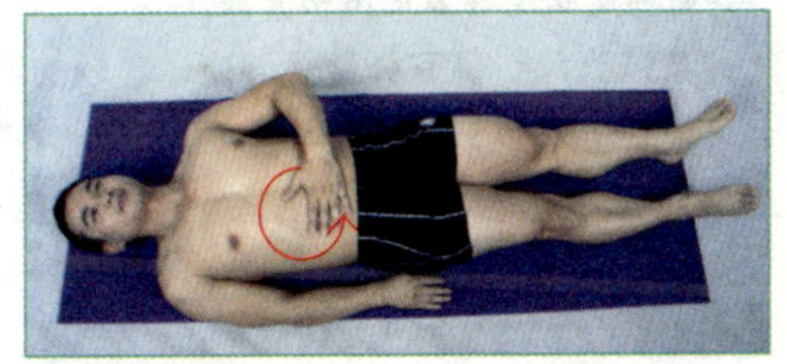

手掌摩擦腹部

如果腹胀得比较严重，这时候要做的就不仅仅是摩腹了，准确地应该说是大摩腹：从右下腹开始，按照顺时针方向，先向上推到肋骨缘，再向左推到肋骨缘；然后向下推到左下腹，再向右推到右下腹。推摩20分钟左右即可。

若腹泻则可以摩腹，再加上点穴，最好能够加上艾灸。艾灸的效果是非常好的，尤其对那种受寒引起的拉肚子，如艾灸足三里、两侧天枢，再加上关元和气海穴，因为关元穴有温阳的作用，而气海穴能够补气。气在中医理论里有“固摄”的作用，固摄作用强大了，当然就能够止泻了。

除了按摩治疗胃肠功能紊乱问题，饮食的控制也非常重要。要饮食合

理、少吃多餐、少吃油腻煎炸和一些难以消化的食品。另外，还要善于调节情绪，建立良好的生活习惯，处事豁达大度，不钻牛角尖，这样也能有助于恢复正常的胃肠功能。

□美容第一经——足阳明胃经

足阳明胃经是一条美容经，它的美容效果表现在三个方面：按摩足阳明胃经有助于塑造形体美；按摩足阳明胃经有助于面部皮肤各方面问题的改善；按摩足阳明胃经有助于给乳房美容。

>>塑造体形找足阳明胃经

脾功能不好就不能运化水湿，身体内蓄积了很多废物，以致发胖。足阳明经是减肥的主要经脉，比如：清泻胃肠、减少食欲可选足三里、上巨虚、下巨虚、内庭等穴；通降六腑，增加排泄可选天枢、水道、足三里、上巨虚、下巨虚等穴；巩固减肥效果可选天枢、滑肉门、足三里、丰隆等穴；减腹围常选天枢。这些在许多研究中都已经被证明是行之有效的减肥穴位。

>>面部皮肤改善靠足阳明胃经

皮肤光泽、富有弹性是健康、年轻的表现。皮肤的衰老就意味着青春已不在，抗皮肤衰老是美容永恒的课题。中医认为面部皮肤与经络有重要的关系，气血必须通过经络这条通道才能到达头面部。三阳经都可以到达头面部，因此，在面部美容中，阳经显得非常重要，尤其是足阳明经，是最重要的美容经脉。

足阳明经在面部循行最广泛，上至额，下至颏，中至鼻，旁至两颊，几乎遍布整个面部。其包括的穴位有：承泣、四白、巨髎、地仓、大迎、颊车、下关、头维穴，在十二经中是最多的。有研究人员对多名面色萎黄、干枯憔悴、肌肤松弛的人循足阳明经（从承泣到厉兑）按摩，发现即使不做专门的面部按摩和面膜，也可以得到很好的美容效果，按摩之后这些人的面色明显变得红润、有光泽。

大便长期秘结不畅通的人会有一系列的面部问题：皮肤粗糙、黯淡、痤疮等，这时可以选用足阳明经的天枢、足三里、上巨虚等来治疗便秘。随着大便的畅通，肤色、痤疮等也会得到改善。

可见，大便畅通是皮肤光洁细腻的重要条件，这就需要足阳明胃经的帮忙。

>>丰乳隆胸有足阳明胃经

按摩足阳明经具有一定的促进乳房发育、丰乳隆胸的美容作用。每天可用中指指腹按揉两侧乳头下的乳根穴，有轻微肿胀感为宜，1分钟左右；然后用手摩擦胸、腹部足阳明胃经，会有很好的丰胸效果。

特效养生穴位

□延年益寿、减轻腹痛，常找足三里穴

足三里备受历代医家青睐。它作为足阳明胃经之合穴，常被用于艾灸和按压，不但能补脾健胃，促使食物尽快消化吸收，增强人体免疫功能，扶正祛邪，而且还能消除疲劳，恢复体力，使人精神焕发、青春常驻。

>>常灸足三里穴，延年益寿

某村有位长寿老人，问起长寿之术，答曰：祖传每月初八天，连续灸足三里，仅此而已。所以，有谚说：常灸足三里，活过九十九。

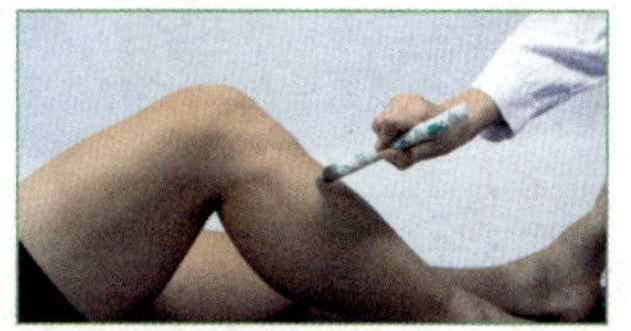

艾条灸足三里穴

灸足三里穴的方法：将艾绒捏成麦粒或黄豆大小的圆锥体艾炷。底面朝下置于穴位上，从顶尖点着，当艾炷将要燃尽，皮肤感到灼热的时候，迅速将其掐灭，同时左手按揉穴位周围。每次3～5壮，每日一次，以一周或十余日为一个阶段。初灸之后，皮肤局部会逐渐变黑、变硬、结痂，再灸就在硬痂上施灸。如果有水疱也不必惊慌，效果会更好。水疱较小者可待其自然吸收；水疱较大者可用消毒针刺破放出水液，然后涂以龙胆紫，等结痂后再灸。

>>按压足三里穴，减轻腹痛

《四总穴歌》中说：“肚腹三里留。”意思是说，凡是肚子、腹部的病痛，都可以通过足三里穴来摆平，但是按压时要注意按压的方向。足三里的“里”通“理”，就是管理、调理的意思。“足三”指可以通过这个穴对身体进行上中下的调理，即理上、理中、理下。胃处在肚腹的上部，胃胀、胃脘疼痛的时候就要“理上”，按足三里的时候要同时往上方使劲；腹部正中出现不适，也就是脐周出现疼痛，主要是大小肠的病变，就需要“理中”，只用往内按足三里就行了；小腹在肚腹的下部，小腹疼痛主要是一些妇科的腹痛，得在按住足三里的同时往下方使劲，这叫“理下”。

□合谷穴是大肠经最好的献礼

大肠经为手阳明经，在十二经中有独特的应用，有养阳、生津、通腑等作用。如果手阳明大肠经的经气发生异常变动，就会导致牙齿疼痛、颈部肿大等症状。

大肠经上有一个支脉，是从缺盆走向颈部，通过脸颊，到下牙龈后回绕至上唇，分左右交会于人中，夹鼻孔两侧接足阳明经。所以，口角常出现溃烂的人，可以刺激大肠经以改善症状。如何改善呢？方法很简单，只要用指压或刺激经络上的穴位如合谷穴，经络本身就可以跟它相关的肌肉、骨头、血管、关节联络，改善循环不顺畅的问题，甚至还可以治疗远端的疾病。《四总穴歌》里的“面口合谷收”说的就是这个道理。

□天枢——消化泌尿系统中转站

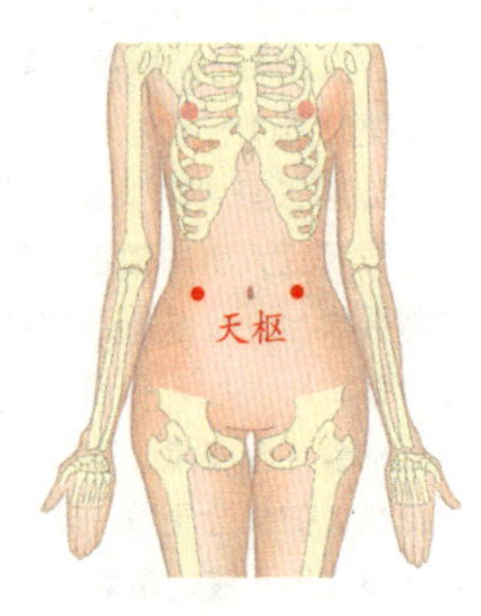

>>一学就会取穴法

本穴位于腹中部，距脐中2寸。可在脐中（任脉之神阙穴）旁开2寸处取穴。

>>功能主治

◎**利尿通淋**：小便不利，水肿，淋浊。

◎**安神**：小儿惊厥，狂言，恍惚。

◎**调中和胃，理气健脾**：泄泻，痢疾，腹胀，肠鸣，肠痈，胃痛，呕吐，黄疸。

◎**治疗妇科疾病**：月经不调，白带增多，崩漏，痛经，经闭，赤白带下，产后腹痛，不孕。

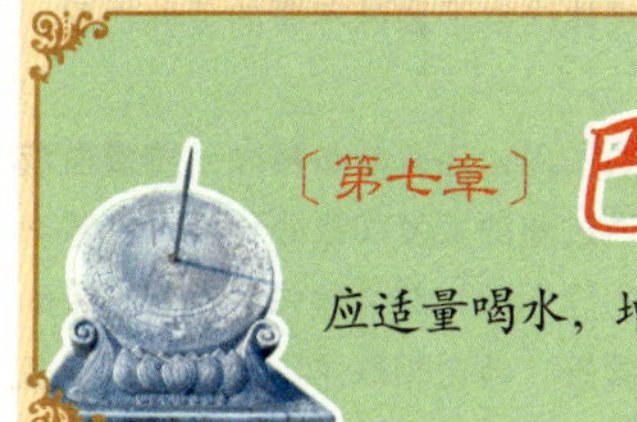

〔第七章〕巳时：脾经旺

应适量喝水，增加运动。

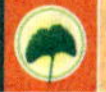 脾为后天之本，此时是养脾气的时间 

巳时是指上午9~11点，这是脾经当令的时段。脾是主运化的，脾和肺在中医里同属于太阴。所谓的太阴，就是它们都具有分配的功能。肺分配的是全身的气血，而脾主要是把胃中腐熟了的食物的气血输送到肌肉腠理当中，所以脾相对于肺来说是一个前期的、初步的工作。中医认为，脾在志为思，思伤脾。中医在谈意志的时候认为，意是脾的神明，所以说脾在志为思。如果思虑过分的话，就会伤了脾，伤了脾气、脾经、脾神，人就会消瘦，这就是“思伤脾”。

认识足太阴脾经 

“肾为先天之本，脾胃为后天之本。”现在，我们谈到足太阴脾经，自然要联系到脾脏。从这句话可以看出，脾胃对人体是非常重要的。脾是后天之本，是气血生化之源。

众所周知，在“木”字下面加一横，即为“本”字，“本”字的点睛之笔就在于下面的这一横，它指明了树根之所在。所谓的“本”，引申出来，就是“根本”“根源”的意思。一棵树，最重要的是根；一个人，出生之后（后天）最重要就是他的气血生化之源——脾胃。先天之本是父母所赐，人出生之后，在经历成长、强壮、老去的过程中，要维持机体正常的营养供给，靠的就是脾胃。总而言之，脾离不开胃，胃离不开脾。人以水谷为主粮，胃负责受纳水谷，脾负责运化精微营养物质，这一对互为表里的脏腑如同孪生兄弟，互相协助，为机体提供了源源不断的营养物质。可见，脾在人体中占有极其重要的地位。

中医认为，脾除了有运化水谷精微的作用，还有散布精微、统摄血液的作用。脾把水谷精微物质输送给肺，通过肺的宣发和肃降作用，将营养输布于全身，滋养脏腑官窍。脾的正常生理活动，都必须依靠经络系统的联络沟通来实现。足太阴脾经，归属于脾脏，与胃相联系，沟通脾胃及肢体内外。脾经感受的各种刺激，可以传导至所属的脾脏，所联络的胃腑。反过来，脾胃的生理功能失常，也可以通过脾经反映于体表。

“脾胃为后天之本”，如果日常生活之中没有良好的饮食和作息规律，如只用一些“麻辣烫”“烧烤”“甜点”等不健康的食物来打发脾胃，就会使机体的后天之本遭到摧残，没有了充足的生化之源，全身各个脏腑的生理功能都会受到影响。当出现了胃痛、腹胀、疲乏嗜睡、女性月经推后等症状时，终应归责于脾经。

足太阴脾经图解

循行路线

足太阴脾经从大趾末端开始（隐白）（见①），沿足大趾内侧赤白肉际（大都，足背皮肤与足掌皮肤交界处），经过足大趾本节后第一跖趾关节上行，到达内踝前面（见②），向上行至小腿内侧，沿胫骨后缘（三阴交、漏谷），与足厥阴肝经交叉，走行于肝经之前（地机、阴陵泉）（见③），向上经过膝关节和大腿内侧前缘（血海、箕门）（见④），进入腹部（冲门、府舍、腹结、大横）（见⑤）；属于脾，联络于胃（腹哀）（见⑥），通过膈肌（见⑦），夹食管两旁（见⑧），连系舌根，散布于舌下（见⑨）。

◎**胃部的支脉**：从胃部分出，向上经过膈肌（见⑩），流注心中，与手少阴心经相接（见⑪）。

相关穴位

本经一侧有21个穴位（左右两侧共42个穴位），其中11个穴位分布于

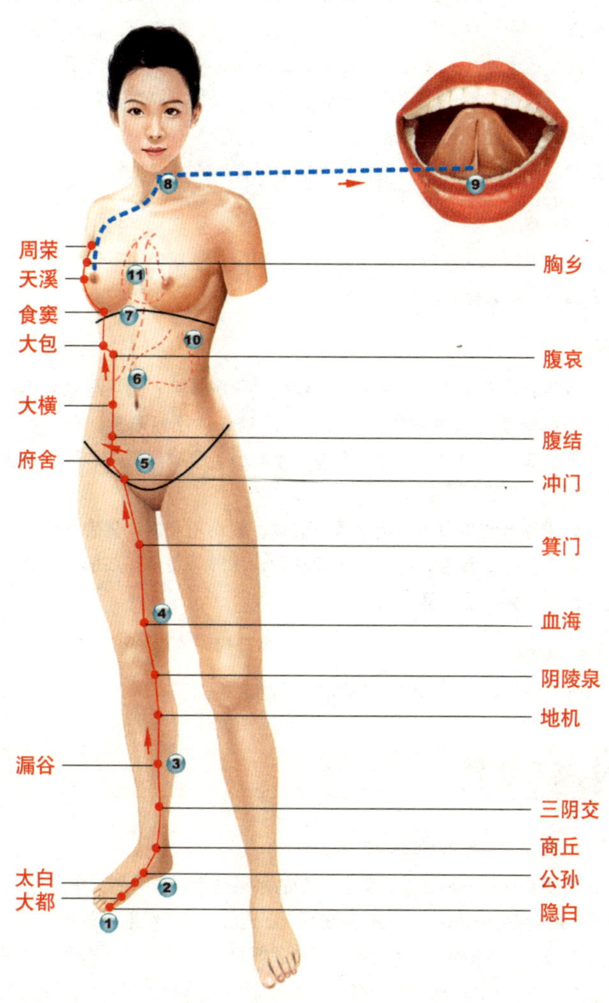
周荣
天溪
食窦
大包
大横
府舍
漏谷
太白
大都
胸乡
腹哀
腹结
冲门
箕门
血海
阴陵泉
地机
三阴交
商丘
公孙
隐白
1
2
3
4
5
6
7
8
9
10
11

下肢内侧面，10个穴位分布于腹部及侧胸部，首穴为隐白，末穴为大包。

◎**本经穴**：隐白（井），大都（荥），太白（输、原穴），公孙（络；八脉交会穴，通于冲脉），商丘（经），三阴交，漏谷，地机（郄），阴陵泉（合），血海，箕门，冲门，府舍，腹结，大横，腹哀，食窦，天溪，胸乡，周荣，大包（脾之大络）。

◎**交会穴**：三阴交，冲门，府舍，大横，腹哀。

□主治病症

主治脾胃等消化系统疾病，妇科、前阴病，泌尿生殖系统疾病，以及本经脉循行所经过部位的其他病症。

□病候

是动则病，舌本强，食则呕，胃脘痛，腹胀善噫，得后与气，则快然如衰，身体皆重。是主脾所生病者，舌本痛，体不能动摇，食不下，烦心，心下急痛，溏瘕泄，水闭，黄疸，不能卧，强立股膝内肿厥，足大指不用。

◎**本经异常则会出现以下病症**：舌根僵硬，说话不利索；胃脘疼痛，不欲饮食，食入则呕，腹胀，心烦，大便稀烂，水肿，黄疸，膝部或大腿部疼痛僵硬，大脚趾不能动等。

□脏腑联络

属脾，络胃，流注心中，并与咽、舌相联系。

起居饮食

□上午是吃水果的最佳时间

在英国有这么一种说法，即“上午的水果是金，中午到下午3点是银，下午3点到6点是铜，6点之后的则是铅”。上午是吃水果的黄金时期，选择上午吃水果，对人体最具功效，更能发挥营养价值，产生有利人体健康的物质。上午10点左右，由于经过一段紧张的工作和学习，碳水化合物基本上已消耗殆尽，此时吃个水果，其果糖和葡萄糖可快速被机体吸收，以补充大脑和身体所需的能量，而这一时段也恰好是身体吸收的活跃阶段，水果中大量的维生素和矿物质，对体内的新陈代谢起到非常好的促进作用。中医也认为：上午10点左右，阳气上升，是脾胃一天当中最旺盛的时候，脾胃虚弱者选择在此时吃水果，更有利于身体吸收。

□保持心情愉快

中医学认为“脾主思”“思伤脾”，思虑过度可致使脾气郁结。如果心情不好，忧思过多，会影响到脾的运化功能，只有脾的运化功能正常，才能够给予人体各脏器足够的营养，所以要在这一段时间保持良好的心情，以保证脾的功能正常。此时或读书，或理家，或种菜养花。疲倦时即闭目静坐养神，或叩齿咽津数十口。不宜高声与人长谈，因为说话耗气，老年人本来气弱，所以须“寡言语以养气”。

都市人养生提醒

□心脏病患者不宜上午运动

美国哈佛大学医学院的研究人员对4000名曾有心脏病发作史的患者进行调查后发现，在一天24小时中，心脏病发作有一个时间节律，每天上午6时至9时为发作的高峰期，心绞痛和猝死往往会在上午9时左右发生。上午9时发作的非致命性的心脏病要比晚上11时发作的心脏病多3倍左右。所以心脏病患者在上午要避免剧烈运动。

□揉眼及叩齿

到上午10点，上班族已经进行了一段时间的紧张工作，可以抽时间放松一下眼睛和大脑。

>>揉眼

自寻手部柔软的部位，揉按眼睛、眼眶四周，促进眼周血液循环，可明目、醒脑，还兼具美容作用。

>>叩齿

齿对齿轻叩，或牙齿空咬，可防止牙龈退化、牙周病等口腔问题；此法还可促进脸颊肌肉活动，使脸颊丰润，防止双颊下垂。

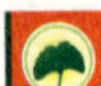

特效养生穴位

□三阴交——一箭三雕

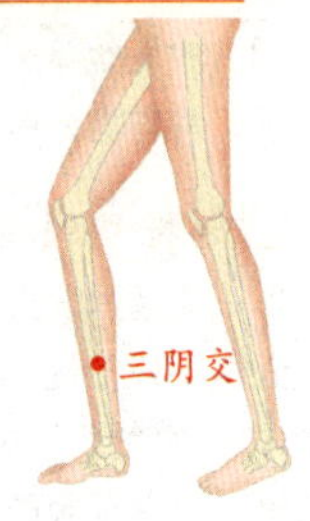

本穴配足三里穴治肠鸣泄泻；配中极穴治月经不调；配子宫穴治疗阴挺；配大敦穴治疝气；配内关、神门穴治失眠。

>>一学就会取穴法

在小腿内侧，足内踝尖上3寸，胫骨内侧缘后方处。

>>功能主治

◎**健脾利湿，兼调肝肾**：肠鸣，腹胀，泄泻，月经不调，带下，阴挺，不孕，滞产，遗精，阳痿，遗尿，疝气，失眠，下肢痿痹，脚气。

□阴陵泉——高山之下的清泉

本穴配肝俞、至阳穴治黄疸；配阳陵泉穴治膝痛。针灸治疗时，常用艾灸灸该穴，可以健脾利湿，配合平隆、足三里穴效果更好。

阴陵泉

>>一学就会取穴法

在小腿内侧，胫骨内侧髁后下方凹陷处。

>>功能主治

◎**健脾渗湿**：腹胀，泄泻，水肿，黄疸，小便不利或失禁。

◎**益肾固精**：阴茎痛，遗精。

□隐白——止血的灵丹妙药

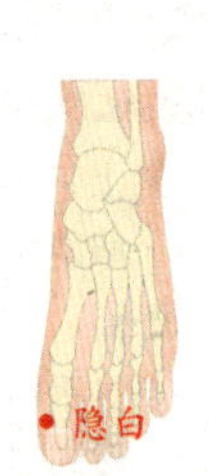

该穴配地机、三阴交穴治疗出血症，效果会更好。

>>一学就会取穴法

在足大趾末节内侧，距趾甲角0.1寸处。

>>功能主治

◎**健脾宁神**：腹胀，暴泻，善呕，心痛，胸满，咳逆，喘息，烦心善悲，梦魇，癫狂，慢惊风。

◎**调经统血**：月经不止，崩漏，尿血，便血，吐血。

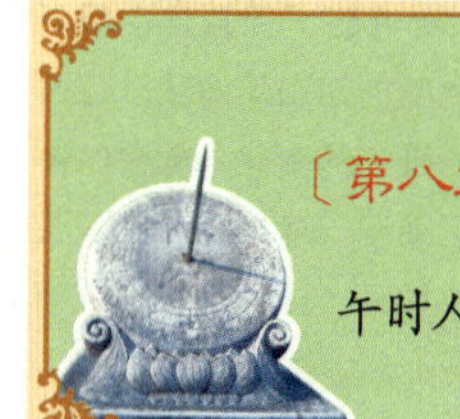

〔第八章〕午时：心经旺

午时人体气血最旺，应小憩，宜于养心

短暂的休息会让气血充足，神清气爽

午时，就是中午11~13点这个时间段，是心的“主时”。中医认为在五脏中，心为“君主之官”，它的重要意义就可想而知了。“心”对五脏而言，就是天子，在最高位。子时和午时是天地气机的转换点，人体也要注重这种天地之气的转换点。对于普通人来说，睡子午觉最为重要，夜里11点睡觉和中午吃完饭以后睡觉，睡不着闭一会儿眼睛都有好处。因为天地之气在这个时间段转换，转换的时候我们别搅动它，你没那么大的能量去干扰天地之气，那么怎么办呢？歇着，以不变应万变。这个时候一定要睡一会儿，对身体有好处。

认识手少阴心经

心是人体的“君主之官”，百病都是从心生起的。同时“心主神明”，诸如魂魄、意志、喜、怒、忧、思、悲、恐、惊等各种情绪，都是由心所主导的。《黄帝内经》上说：“心者，五脏六腑之大主也，悲哀忧愁则心动，心动则五脏六腑皆摇。”可见，心情平和，一切才能安定下来，人体才能长寿；如果心思混乱，其他的五脏及身体外形都要跟着受损伤。

那么，我们应该如何养心呢？《黄帝内经》上所说的“美其食，任其服，乐其俗”即为养心的办法。换句话说，不论今天吃的是山珍海味，还是粗茶淡饭，每个人都不应该因为食物的好坏而产生心理上的变化，而要吃得津津有味；不论穿的是西装革履，还是普通服饰，只要干干净净，每个人都应该大大方方地出门；不论是坐在高雅的音乐厅听交响乐，还是走在路上听着流行歌曲，只要音乐动听，蕴含着真情实感，每个人都应该尽情地欣赏。

心脏的功能正是通过心经表现出来的，心经一旦出现异常，人体就会发生病变。《黄帝内经》说，心经异常者的身体会出现心胸烦闷或疼痛、咽干、口渴、眼睛发黄、胸胁疼痛、手臂阴面靠小指侧那条线疼痛或麻木、手心热等。

经常对心经循经按揉可以放松精神，让我们心情平静；同时还能够放松上臂肌肉，疏通本经的经气；点揉和弹拨重点穴位还可以预防冠心病、肺心病以及改善颈椎病压迫神经所导致的上肢麻木等；此外对治疗失眠的效果也非常明显。

什么时间按揉心经最好呢？心经经气最旺在午时，即中午11～13点，这个时候人的阳气已达到最旺盛的状态，并开始慢慢向阴转化，阴气开始上升，此时按摩心经是最佳时机。

手少阴心经图解

□循行路线

起于心中，出属于“心系”（心与其他脏器相连系的脉络）（见①），通过横膈，向下联络于小肠（见②）。“心系”向上的支脉：起于心中（见③），挟着食道上行（见④），联结于目系（指眼球与脑相联系的脉络）（见⑤）。“心系”直行的支脉：向上行于肺部，再向下出于腋窝（极泉）（见⑥），沿上臂内侧后缘、肱二头肌内侧沟（见⑦），至肘窝内侧，沿前臂内侧后缘（见⑧），到达掌后豌豆骨部（见⑨），进入手掌（见⑩），沿着小指桡侧，出于末端（少冲），与手太阳小肠经相接（见⑪）。

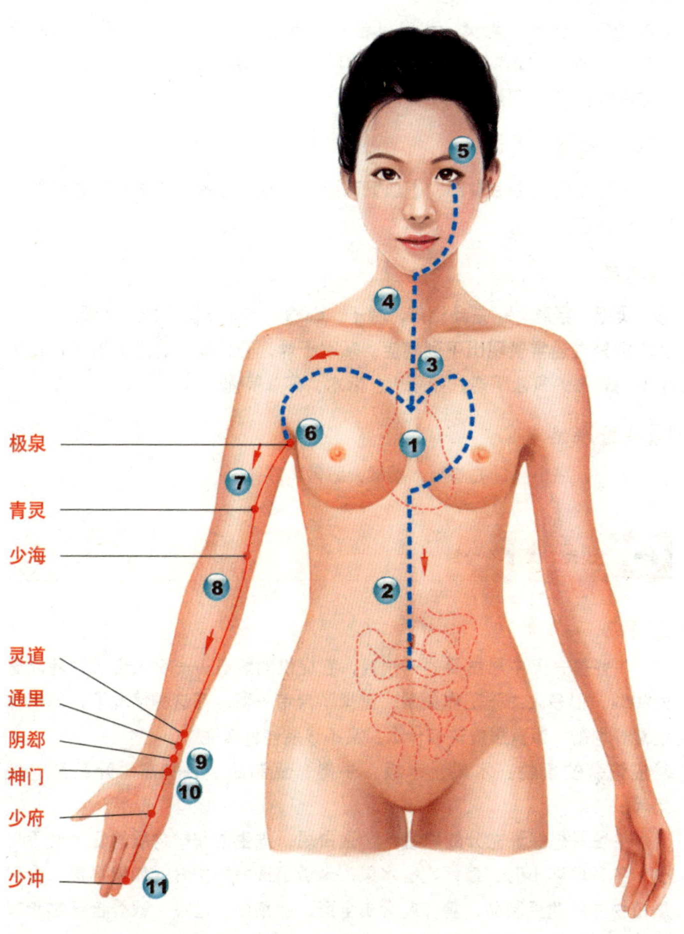

极泉
青灵
少海
灵道
通里
阴郄
神门
少府
少冲
1
2
3
4
5
6
7
8
9
10
11

□相关穴位

本经共有9个穴位，其中8个穴位分布在上肢掌面尺侧，1个穴位在腋窝部，首穴为极泉，末穴为少冲。

◎**本经穴**：极泉，青灵，少海（合），灵道（经），通里（络），阴郄（郄），神门（输、原），少府（荥），少冲（井）。

◎**交会穴**：手三阴经无交于其他经穴。

□主治病症

本经腧穴可主治胸部、心血管系统、大脑神经系统和本经经脉所经过部位的病症。

□病候

◎**《灵枢·经脉》**：是动则病，嗌干，心痛，渴而欲饮，是为臂厥。

◎**本经异常通常表现出下列病症**：咽喉干燥，心口痛，口渴要喝水；还可引发前臂部的气血阻逆，如厥冷、麻木、疼痛等症。

□脏腑联络

属心，络小肠，并与肺、咽喉、眼紧密联系。

起居饮食

□午餐应美食

午餐是一天中最重要的一顿饭，它提供的能量占一个人全天消耗能量的40%。很多人由于工作关系，选择了自带午餐。在这种情况下，如何保证营养均衡；饭盒里应该装什么、又不该装些什么呢？

◎**应该装的食物**：水果、米饭、牛肉、豆制品、各种非绿叶蔬菜、酸奶等。

午餐要想保证充分的能量，含蛋白质、维生素和矿物质的食物必不可少。午餐前半小时，最好吃些水果。米饭是最好的主食，如果再加入含优质植物蛋白的豆制品，营养就会更全面。蔬菜中，丝瓜、藕等含纤维素较多；除此之外，还可选择蘑菇、萝卜等。要带的蔬菜在烹调时炒至六七分熟就行，以防微波加热时进一步破坏其营养成分。荤菜尽量选择含脂肪少的，如牛肉、鸡肉等。饭后，最好喝点酸奶促进消化。

◎**不该装的食物**：鱼、海鲜、绿叶蔬菜、回锅肉、糖醋排骨、肉饼、炒饭。

带饭最大的缺点是经过一上午时间，食品中的营养流失比较严重，气温高时还容易变质。所以，最好不要带鱼和海鲜，因为它们是大肠杆菌繁殖的温床，容易腐败变质。

此外，各种绿叶蔬菜中都含有不同量的硝酸盐，烹饪过度或放的时间过长，不仅蔬菜会发黄、变味，硝酸盐还会被细菌还原成有毒的亚硝酸盐，使人出现不同程度的中毒症状。回锅肉、糖醋排骨、肉饼、炒饭等最好别带，因为它们含油脂和糖分较高。也不要带剩饭剩菜，因为它们更容易变质。

□午睡

如果心经不畅，午时就会有反应，轻者会有一种煎熬感，而且感觉胸闷、呼吸不畅，或耳鸣、声哑，夜晚往往难以入睡且多梦、盗汗，或心里惶恐不安，总好像有什么事要发生似的。因此，要照顾好心经，午时最好宜静不宜动，使心火下降。我们在此时如何养生呢？午时应为“合阳”，此时应“少息所以养阳”。此外，“心主血脉”“心恶热”，而此时正是太阳高照，气温达到最高峰的时候，为了让心脏受到更好的照顾，此时宜小憩，一般来说休息30分钟就可以了。人在午时能睡片刻，对于养心大有好处，可使下午乃至晚上精力充沛。尤其对于高血压患者，午休最有补益。午休也有助于消化。当然，午睡时间不要太长，不要超过1个小时。

都市人养生提醒

□有下列症状时建议做一次心脏检查

◎晚间睡觉枕头低时感到呼吸困难，需要高枕而睡。

◎出现下肢浮肿。

◎手指或足趾末端出现肥大、变形。

◎脸、口唇和指甲出现青紫、暗红等异常颜色。

◎休息时自觉心跳有异常声音，或手掌握触前胸壁心脏部位时有震颤感。
◎妊娠期出现心悸、头晕、气急或浮肿。
◎体力活动时有心悸、疲劳、气急等不适，或产生呼吸困难感。
◎劳累或紧张时，突然出现胸骨后疼痛或胸闷压迫感。
◎上楼时比以前或比别人容易出现心悸、气急。
◎突然出现一阵心悸、头晕、眼前发黑，有要跌倒的感觉。
◎儿童的活动能力要比同龄人差，活动时感觉心悸、气急、乏力、口唇青紫。
◎感冒后轻微劳动也感到心悸、疲乏，或走路稍快则感觉气急。
◎突然胸部不适而昏倒在地上，或有马上要“死去”的感觉。
◎左胸部疼痛伴有出汗，或疼痛放射至肩、手臂及颈部。
◎出现脉搏过速、过慢、短促或不规则。
◎熟睡或做噩梦过程中突然惊醒，感到心悸胸闷、呼吸不畅，需坐起来一会儿才好转。
◎性生活时感到呼吸困难、胸闷或胸痛。
◎饱餐、寒冷、吸烟、看情节紧张的电影或电视时，感到心悸、胸闷或是胸痛。
◎在公共场所，容易感到胸闷、呼吸不畅和空气不够。

特效养生穴位

□青灵——治疗痛证有显效

从字面上看，青是痛证之意，灵的意思是很有效果，可见青灵穴对治疗痛证的效果显著，尤其对于头痛、肋痛、肩臂疼痛等痛证。这些痛证都是由着急、上火、气郁等情志因素引起的，而青灵穴正巧与情志病息息相关，因此，青灵穴就是痛证的“克星”。

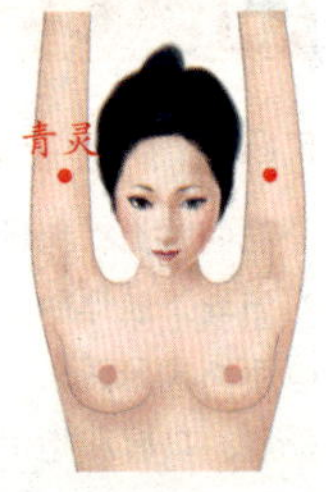

>>一学就会取穴法

伸臂时，在少海穴与极泉穴的连线上，少海穴直上3寸，肱二头肌的尺侧缘。

>>功能主治

◎**运化心血，通络止痛**：头痛，胁痛，肩臂痛。现多用于心绞痛、神经性头痛、肋间神经痛、肩胛及前臂肌肉痉挛、肩臂活动不利。

□少海——滋阴降火

心经属火，而这个穴是合穴，属水，肾也属水，所以少海穴起一个水火相济的作用。也就是说，火太旺的人，揉这个穴可以降火，同时又能滋阴补肾。有一种病叫心肾不交，就是夜里比较燥热、烦躁、爱出汗、睡不着觉，这时一定要多揉少海穴。

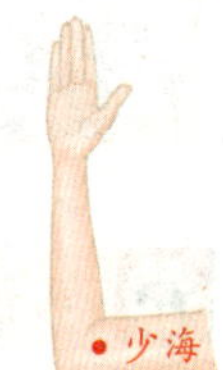

>>一学就会取穴法

仰掌屈肘成直角时，在肘横纹内侧（尺侧）端的凹陷中。

>>功能主治

◎**通心窍，安神志**：心痛，头痛，目眩，健忘。现代多用于治疗神经衰弱、精神分裂症等。

◎**通络止痛**：腋胁痛，臂麻酸痛，肘臂伸屈不利，手颤，瘰疬。现代用于治疗尺神经痛、淋巴结炎、肘关节周围组织疾患等。

□按摩通里、少府穴，平定情绪

>>按摩的部位

情绪不稳的良药是通里穴和少府穴。通里穴与心紧密相连，心主情志，因此通里穴专治情绪或心理方面的疾病。若将手微握成拳，少府穴正好位于掌心的“感情线”这条掌纹之中，对人们的情志有间接影响，因此，常按少府穴也可以缓解不良情绪。一般地，当情绪波动较大时，如果按压通里和少府，穴位附近往往会出现轻微的压痛感，此时应该多揉一揉、多掐一掐，能够有效地改善心情和情绪。通里穴和少府穴有强大的清心泻火、行气活血的功效，其中最强的功效为清心除烦。

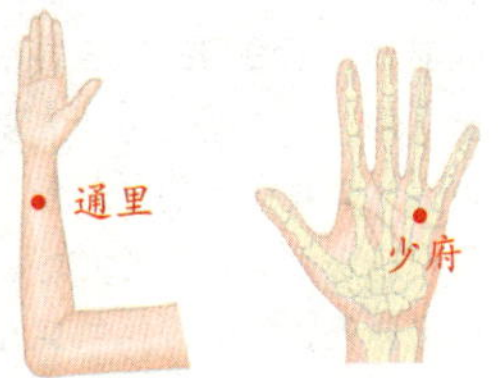

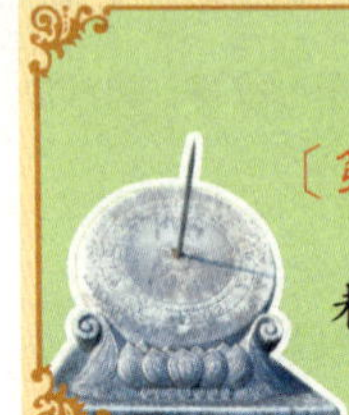

〔第九章〕未时：小肠经旺

未时锻炼小肠经，有利于吸收营养。

认识手太阳小肠经

未时是下午的1~3点。它代表人体的小肠，小肠是主吸收的，它的功能是吸收被脾胃腐熟后的食物精华，然后把它分配给各个脏器。如果午饭吃得好，饮食的营养价值高，而且吸收也好的话，人的气色一般都会很好，如果吸收不好的话，就会在人体内形成垃圾，从而影响到身体的健康。故午饭要吃好，以备此时的吸收。另外，心和小肠相表里，表就是阳，里就是阴，阳出了问题，阴也会出问题，反之同样。心脏病在最初很可能会表现在小肠经上。有的患者每天下午两点多钟就会胸闷心慌，可到医院又查不出心脏有什么问题。因为小肠属于阳，是外边。外边敏感的地方出了问题，里边的心脏肯定也会出现问题。

小肠经泌别清浊

（小肠的主要作用之一是泌别清浊。什么意思呢？就是说小肠可以把有用的营养精微物质和没用的残渣糟粕进行整理后分开，然后吸收掉有用的部分，把没用的垃圾转移到大肠，再把多余的水分转移到膀胱，最后排出体外。）中医认为，人喝的水、吃的各种食物只是在胃内暂时储存，并被人体吸收很少的一部分，在小肠之中这些营养物质才能被大量吸收。如果小肠泌别清浊的能力好，食物中的营养精华会被吸收，糟粕垃圾会及时排出体外，使得人体气血充足，新陈代谢正常，人的各项生理功能才能正常运转。如果小肠的功能太差，不能有效地泌别清浊，该吸收的不能很好地吸收，反而和糟粕混在一起往大肠走，以致产生腹泻。此外，小肠经与心经相表里，心藏神，主神志活动，所以小肠经上的许多穴位可以治疗神志病，有安神定志的功能。经常刺激小肠经不仅可以调理小肠经的气血状况，还可以促进心经的气血运行，改善心脏的功能，真可谓是一举多得！而心主血脉，心脏的功能好了，心血管疾病的危险性就会小很多。

小肠经还可以治疗热证，因为小肠和心相表里，所以临床上经常用泻小肠的方法来去心火。中医上讲“小肠主液”，心火旺时，会引发口舌生疮、舌尖红痛等，这可以用利小便的方法来治疗，如泡一点竹叶喝，也可以加一点冰糖，热自然而然就从小便导出来了。

按揉小肠经对于去心火效果也非常明显，还可以治疗肘、臂、颈、肩、背酸麻疼痛这类在小肠经循行路上的小毛病。

除了按揉小肠经，对关节两侧的穴位，如俞穴、天宗等进行点按，还可以对关节的屈伸不利和周围软组织疾病起到较好的辅助治疗作用。

手太阳小肠经图解

循行路线

手太阳小肠经起于手小指尺侧端（少泽）（见①），沿手背尺侧上行至腕部，直上出于尺骨茎突（见②），沿前臂外侧后缘上行（见③），经过尺骨鹰嘴与肱骨内上髁之间（见④），沿上臂外侧后缘出于肩关节（见⑤），绕行肩胛骨（见⑥），左右两脉交会于督脉大椎穴（见⑦），再向下进入缺盆穴（见⑧），联络于心（见⑨），向下再沿食管（见⑩），通过膈肌（见⑪），到达胃（见⑫），属于小肠（见⑬）。

◎**缺盆部支脉**：沿颈部上至面颊（见⑭），至目眶下，转入耳中（听宫）（见⑯）。

◎**面颊部支脉**：上行到达目眶下（见⑮），抵于鼻旁，至内眼角（睛明）（见⑰），与足太阳膀胱经相接。

相关穴位

本经共有19个穴位，其中8个穴位分布在上肢背面的尺侧，11个穴位在

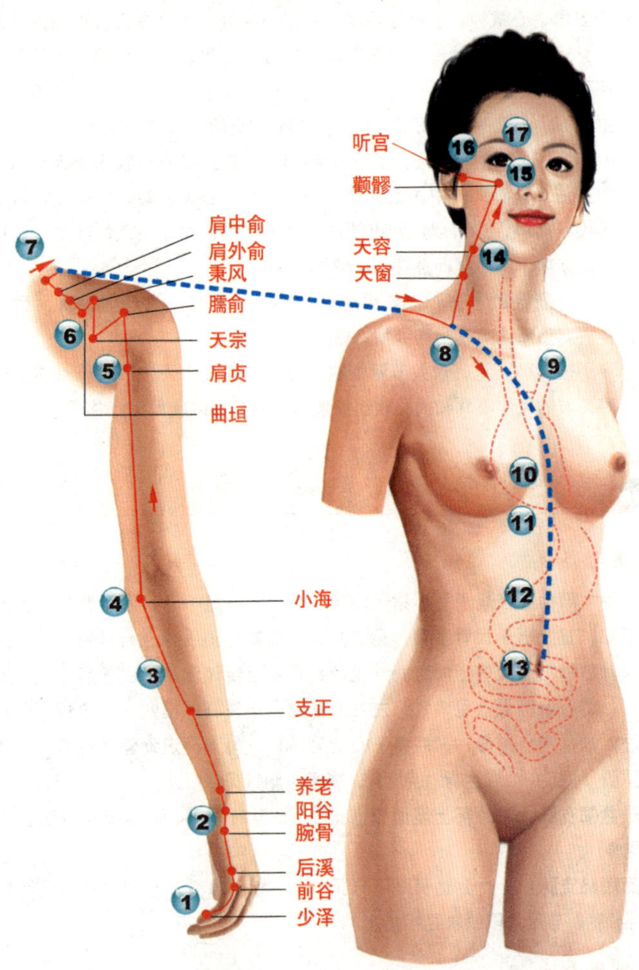

听宫
颧髎
肩中俞
肩外俞
秉风
臑俞
天宗
肩贞
曲垣
天容
天窗
小海
支正
养老
阳谷
腕骨
后溪
前谷
少泽
1
2
3
4
5
6
7
8
9
10
11
12
13
14
15
16
17

肩、颈、面部，首穴为少泽，末穴为听宫。

◎**本经穴**：少泽（井），前谷（荥），后溪（输），腕骨（原），阳谷（经），养老（郄），支正（络），小海（合），肩贞，臑俞，天宗，秉风，曲垣，肩外俞，肩中俞，天窗，天容，颧髎，听宫。

◎**交会穴**：大椎（督脉），上脘（任脉），中脘（任脉），睛明（足太阳），大杼（足太阳），附分（足太阳），和髎（手少阳），瞳子髎（足少阳）。

□主治病症

本经腧穴可主治腹部小肠与胸、心、咽喉病症，神经方面病症，头、颈、眼、耳病症，热病和本经脉所经过部位的病症。

□病候

◎**《灵枢 经脉》**：是动则病，嗌痛，颔肿不可以顾，肩似拔，似折。是主“液”所生病者：耳聋，目黄，颊肿，颈、颔、肩、臑、肘、臂外后廉痛。

◎**本经有了异常变动会表现为下列病症**：咽喉痛，颔下肿不能回顾，肩部痛得像被牵引，上臂痛得像被折断。

□脏腑联络

络心，属小肠，且与胃、咽、目、耳、鼻有联系。

都市人养生提醒

□锻炼小肠经

小肠经是手太阳经，行走在我们两手胳膊的外侧，往上直到肩关节的后面。对于小肠经的锻炼，有一个非常简单的办法，就是“纵横摆臂法”。选择一个比较清静的地方，身体站立，全身放松，两脚与肩同宽，两眼平视前方，然后两臂同时前后摆动，速度不必太快，以5秒钟一个“回合”为宜，但幅度要稍大一点，让整个手臂、肩关节这条小肠经的循行线都得到充分的活动，真正打通经络，促进整个手臂的气血循流。其实，这个方法锻炼的不仅仅是小肠经，而是所有行走在手臂上的经络，它的作用自然也会更为丰富强大！此法每天1次，每次以手臂前后摆动100下为宜，熟练者可以适当增加次数，但以自己感到舒适为准，最好是在小肠经气血最旺的未时(下午的1～3点)进行锻炼，这样效果最佳。小肠经畅通了，你的消化吸收功能就会更强，气血的生化就会更足，得肠胃疾病的概率就会大大降低。

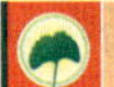

巧用经络

□按摩小肠经治疗颈肩综合征

近年来，随着电脑的普及和生活、学习压力的增大，颈肩综合征的发病有明显的低龄化趋势。其主要症状是整个身体发困，颈肩部僵硬、发紧，起初症状轻的时候站起身活动一下，很快就能恢复正常，但日渐加重，先是后背痛，继而脖子也不能转侧，手还发麻。

手太阳小肠经还有一个名字叫“肩脉”，小肠经上共有19个穴位，其中有近一半的穴位位于肩颈部，主要用于肩颈部疾病的治疗，所以小肠经对治疗颈肩综合征有显著效果。

首先按揉小肠经，可放松上肢肌肉、疏通经气、缓解疲劳，对关节不利或周围软组织损伤大有疗效。那么一天之中什么时候按摩小肠经最好呢？手太阳小肠经经气旺于未时，也就是下午的1～3点，这时阳气下降、阴气上升，为最佳按摩时间。

其次对于小肠经上重点穴位要重点按摩，如肩贞、臑俞、天宗、秉风、曲垣、肩外俞、肩中俞、天窗、天容等。由于这些穴位多位于人体的背面，所以按摩时尽量请求别人的帮助，使得穴位的定位准、按摩的力道足。

一些简单的按摩操同样可以疏通小肠经经气，对小肠经上的某些穴位也可起到一定的按摩功效。具体方法如下：

◎**学小狗，常摇头**。以下巴带动头部左转右转，左转90°、右转90°（图①、图②）。

◎**学龟蛇，多伸缩**。可模仿龟蛇走路时头部运动的样子（图③、图④）。

◎**学仙鹤，把翅展**。站立，两腿打开与肩同宽，两手向两侧平伸，手心朝地；然后把两手反转过来，使手心朝天，来回翻转约10次（图⑤、图⑥）。

①
学小狗常摇头1
②
学小狗常摇头2
③
学龟蛇多伸缩1
④
学龟蛇多伸缩2
⑤
学仙鹤把翅展1
⑥
学仙鹤把翅展2

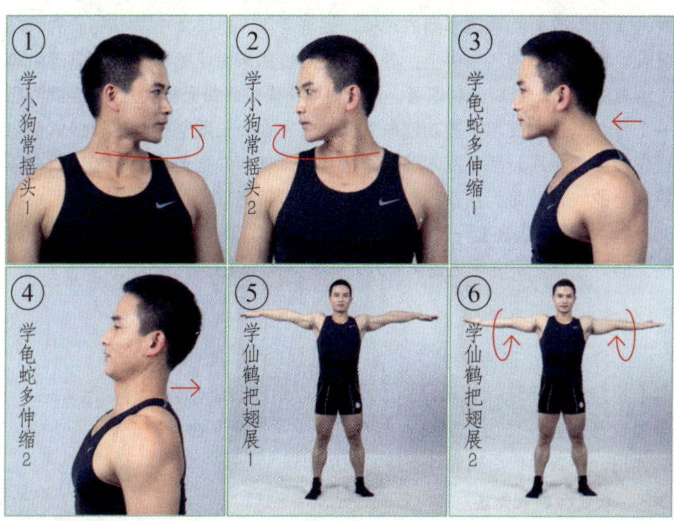

特效养生穴位

□养老穴

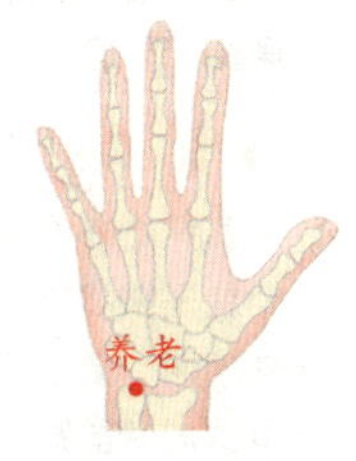

养老穴，顾名思义，就是专门针对老年病治疗的穴位，包括老花眼，失眠健忘，消化功能不好，肩、背、肘、臂酸痛以及其他各种因气血不足引起的病症。可以说，养老穴可以预防和治疗大多数老年人感到烦心的身体问题。一个小小的穴位之所以能治疗这么多病，主要因为养老穴解决了气血虚这一根本问题。

老年人身体状况欠佳的根源之一就是气血不足，因为他们的脾胃和小肠已经老化，脏腑功能大幅下降，这样，气血生化本来就不足，再加上吸收不好，整个身体的健康状况就会大打折扣，以致各种各样的毛病自然而然就会跟随而来，如头晕眼花、失眠健忘、腿脚无力、精神不振等。另外，人体一旦气血虚了，人的抵抗能力就会下降，各类外邪必然会乘虚而入，所以老年人就成了外邪侵入的高危人群。而经常刺激小肠经上的养老穴，就可以改善和调理小肠的功能，促进老年人对饮食中营养物质的消化吸收，增加身体的气血供应。养老穴还可以用来治疗糖尿病，只需选用单手的养老穴，行针15分钟即可。留针时间不固定，每天施治1次，连续治疗一个月。本法主要用于控制糖尿病及其并发症，长期坚持就可以缓解视物模糊、多饮多尿、手足麻木等糖尿病症状。养老穴是最适合老年人用来缓解病症的穴位，每天用手指按揉它就可以缓解老年病，一天1～2次，每次3分钟。小肠经上还有一个养老的穴位阳谷穴，老年人在按摩养老穴的时候，同时按摩一下它附近的阳谷穴，治疗效果会更好。

□少泽 ——通乳良穴

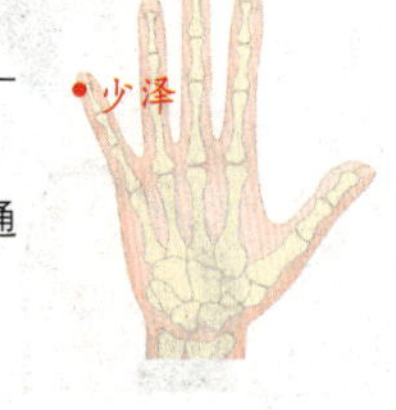

少泽穴是小肠经的井穴，和其他经脉的井穴一样，用刺血的方法疗效最好。少泽穴可以治疗热证，是急救常用穴；作为小肠经上的穴位，少泽穴还有通乳作用，并减轻产后的乳汁不畅、乳房胀痛。

>>一学就会的取穴法

本穴位于手小指，在小指末节尺侧，距指甲角0.1寸处。

>>功能主治

◎**清热利咽，通络开窍**：昏迷，热病，头痛，咽喉肿痛。

◎**通乳**：乳痛，乳汁不足。

□阳谷 ——“不老穴”

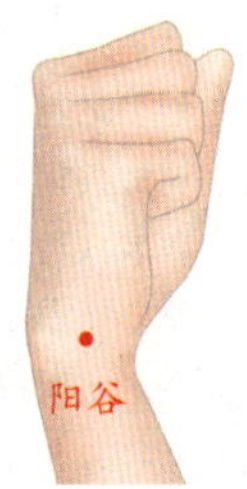

手腕处有两个“不老穴”，一个穴位为养老穴，另一个就是阳谷穴。经常按摩这两个穴位，可以促进体内新陈代谢、协调脏腑功能、增强机体的抵抗力。老年人常见的肩臂酸痛、视力减退、腰腿疼痛等，均可通过按摩这两个穴位予以治疗。

>>一学就会的取穴法

本穴位于手腕尺侧，在尺骨茎突与三角骨之间的凹陷处。

>>功能主治

◎**明目安神**：目赤肿痛，目眩，癫狂妄言。

◎**通经活络**：颈颔肿，项肿痛，胁痛，臂外侧痛，手腕痛，半身不遂。

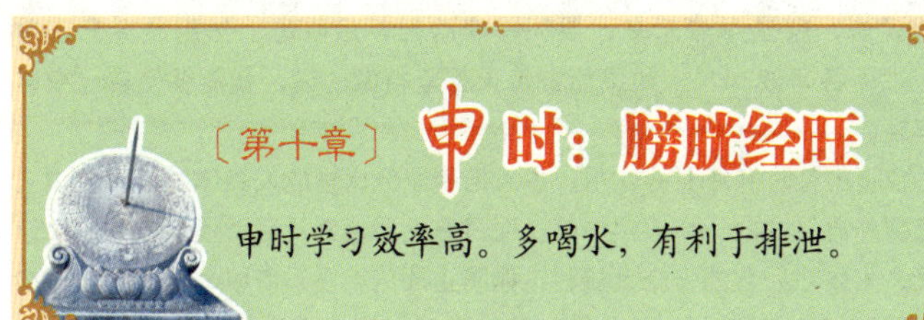

〔第十章〕申时：膀胱经旺

申时学习效率高。多喝水，有利于排泄。

古人第二次进餐的时间

申时，指下午的3~5点，是“膀胱”的主时。

膀胱经从足后跟沿着后小腿、后脊柱正中间的两旁，一直上到脑部，是一条大的经脉。古代讲“朝而受业，夕而习复”。意思是说，早上的时候接受师傅教诲，到了傍晚的时候，也就是膀胱经当令的时候，应该好好地去练习。因为，在下午3~5点的时候，是人体记忆力和判断力非常好的时候，这个时间去练习一天的所学，会得到很好的效果。所以我们千万不要把下午的3~5点这段时间给浪费掉了。在日常生活、企业管理上，大家都可以利用身体的这个规律，工作多了，留着熬夜去做效率肯定低下，而且损害身体。

古人在这个时间进第二餐，现代人应该在这个时间补充水分、充盈膀胱，使其排尿，代谢掉我们身体的各种毒素；同时，给五脏六腑补充水分，充盈血液和体液。

认识足太阳膀胱经

膀胱经是一条很重要的经脉。十二经脉中膀胱经上的穴位是最多的。膀胱主管水道，很多人都会有口干舌燥的时候。膀胱能够把精液气化，因为膀胱与肾相表里，在很大程度上是因为膀胱的气化功能不足，所以肾经里面的水液调不上来，就会出现口干舌燥的情况。我们嘴里的唾液是非常宝贵的，它实际上是肾经外泄的表现。在养生方面有一个传统的说法，就是早晨起来，要先按摩脸部，后叩齿，然后就会分泌唾液，进而吞唾液36次，如果能够每天都坚持做的话，就能够使自己变得更年轻。

膀胱还有防御外邪的作用。古人把膀胱经比喻成人身体的藩篱，说它是抵御外界风寒的一个天然屏障。而风寒之邪通常从后背侵入人体，膀胱经就是人体在后背的一个大栅栏，能防止邪气入侵。所以《黄帝内经》中讲，膀胱经有问题的人会发热，即使穿厚衣服也会觉得冷、流鼻涕、头痛、项背僵硬疼痛；眼珠疼痛得好像要脱出一样，颈项好像被人拉拔一样难受，腰好像要折断一样，膝弯部位不能弯曲，小腿肚像撕裂一样疼痛，股关节屈伸不灵活；癫痫、狂证、痔疮都会随之发作；而膀胱经所经过的部位都会疼痛，足小趾更不能随意运动。

那么，如何来调理膀胱经呢？一是要调理背部。膀胱经的穴位大部分在背后，所以大家可以在背部脊柱两旁进行走罐，对治疗感冒、失眠、背部酸痛有很好的疗效。二是要调理头部，循经进行轻揉或者用手像梳头似的进行按摩刺激，对头昏脑涨也有很好的缓解作用。什么时候刺激膀胱经最好呢？足太阳膀胱经的气血在申时最旺，即下午3～5点，这时如果能按摩一下，把气血给疏通了，对人体是很有保健作用的。

足太阳膀胱经图解

□循行路线

足太阳膀胱经起于内眼角（见①），向上经过前额（见②），交会于头顶（见③）。

◎**头顶部支脉**：从头顶到达耳上角（见④）。

◎**头顶部直行的脉**：从头顶入里，联络大脑（见⑤），回出分开下行项后（见⑥），沿肩胛部内侧（大杼），经脊柱两侧（见⑦），到达腰部（见⑧），从脊柱旁肌肉进入体腔联络肾脏（见⑨），属于膀胱（见⑩）。

◎**腰部支脉**：向下通过臀部，进入腘窝内（委阳）（见⑪）。

◎**后项部支脉**：通过肩胛骨内缘向下（附分）（见⑫），经过臀部下行（见⑬），沿大腿后外侧（见⑭），与腰部下来的支脉会合于膝关节窝中

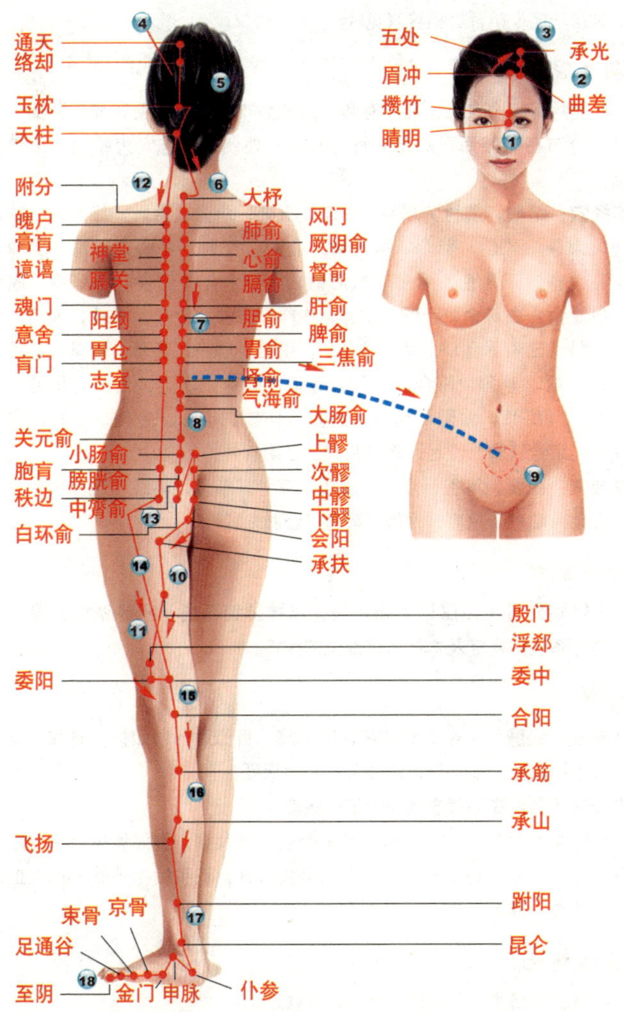

通天
络却
玉枕
天柱
附分
魄户
膏肓
神堂
谚语
膈关
魂门
阳纲
意舍
胃仓
肓门
志室
关元俞
小肠俞
胞肓
膀胱俞
秩边
中膂俞
白环俞
大杼
风门
肺俞
厥阴俞
心俞
督俞
膈俞
肝俞
胆俞
脾俞
胃俞
三焦俞
肾俞
气海俞
大肠俞
上髎
次髎
中髎
下髎
会阳
承扶
殷门
浮郄
委阳
委中
合阳
承筋
承山
飞扬
跗阳
束骨
京骨
足通谷
昆仑
至阴
金门
申脉
仆参
五处
承光
眉冲
曲差
攒竹
睛明

（委中）（见⑮），由此向下（见⑯），出于外踝后方（见⑰），至足小趾外侧端，与足少阴肾经相接（见⑱）。

□相关穴位

本经共有67个穴位，其中有49个穴位分布在头面、项背和腰背部，18个穴位分布在下肢后面的正中线上和足的外侧部，首穴为睛明，末穴为至阴。

◎**本经穴**：睛明，攒竹，眉冲，曲差，五处，承光，通天，络却，玉枕，天柱，大杼，风门，肺俞，厥阴俞，心俞，督俞，膈俞，肝俞，胆俞，脾俞，胃俞，三焦俞，肾俞，气海俞，大肠俞，关元俞，小肠俞，膀胱俞，中膂俞，白环俞，上髎，次髎，中髎，下髎，会阳，承扶，殷门，浮郄，委阳（三焦下合），委中（合），附分，魄户，膏肓，神堂，膈关，魂门，阳纲，意舍，胃仓，肓门，志室，胞肓，秩边，合阳，承筋，承山、飞扬（络），跗阳，昆仑（经），仆参，申脉，金门（郄），京骨（原），束骨（输），足通骨（荥），至阴（井）。

◎**交会穴**：曲鬓，率谷，浮白，窍阴，完骨，临泣，环跳（足少阳），神庭，百会，脑户，风府，大椎，陶道（督脉）。

□脏腑联络

本经腧穴可主治泌尿生殖系统、精神神经系统、呼吸系统、循环系统、消化系统的病症及本经所过部位的病症。

□病候

◎**《灵枢·经脉》**：是动脉则病，冲头痛，目似脱，项如拔，脊痛，腰似折，髀不可以曲，如加结，踹如裂，是为踝厥。

◎**本经有了异常变动就会表现出下列病症：**

头重痛，眼睛要脱出，后项像被牵引，脊背痛，腰好像被折断，股关节不能弯曲，腘窝好像凝结，腓肠肌像要裂开；还可发生外踝部的气血阻逆，如厥冷、麻木等症。

□主治病症

属膀胱，络肾，并与眼、脑、耳有联系。

起居饮食

□吃些点心

一般在下午三四点便出现饥饿等情况，让人们总打不起精神工作，由这一点上来讲，下午加餐对个人营养的补充就显得尤为重要。事实上，西方人很注重下午茶，正因为它能振奋精神、提高注意力、消除疲劳和提高工作效率。下午4点左右的加餐，刚好可以帮助人们保持精力到黄昏，加上清淡的晚餐，人们就能养成较为“完美”的饮食习惯。此时，吃点甜点，如一小块巧克力（糖尿病患者除外），可补充大脑对葡萄糖的消耗，有利于集中精力、舒缓心理压力。

□适度运动

一般来讲，下午四五点钟，空气污染较小，最适合进行运动健身，此时还有阳光照射，可促进钙质的吸收，是比较适宜的运动时间。对老人来讲，运动前准备活动要充分，以预防和减少运动损伤的发生。运动后要进行适当的放松和整理活动，而合适的运动装备也必不可少。高血压患者应当避免做静力性练习和憋气，糖尿病患者应时刻注意血糖水平的变化。对于身体状况较差和患有慢性疾病的老人来说，一定要注意监测自己在运动过程中的心率变化、身体反应以及疲劳感等，一旦发现有不适感，如喘气急促、太累、头晕、胸闷等，要及时调整运动强度。

都市人养生提醒 

工作狂一般会持续工作很长时间，一天下来，头脑昏昏沉沉不说，眼睛酸胀不适，记忆力也会下降许多。配合艾灸或按摩百会穴，揉风池穴和掐按中指末端的中冲穴，均可帮助你在较短的时间里恢复精神。另外，印堂穴对缓解脑疲劳和视疲劳效果也非常显著。先将中指或食指放在印堂穴上，用较强的力点按10次；然后顺时针按揉20～30圈，逆时针按揉20～30圈。神庭穴位于印堂穴的上方，发际正中直上半寸左右，按揉方法与印堂穴相同。神庭穴属人体督脉，对神经系统有很好的治疗作用。按揉印堂穴和神庭穴能迅速缓解精神疲劳。

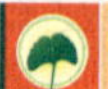特效养生穴位

□巧用天柱穴治疗疾病

肩膀肌肉僵硬酸痛，可以说是现代的文明病。颈筋两侧、关节内侧的淋巴丛内的淋巴停滞、淋巴管萎缩、肩周的血液循环不畅、血液混浊是导致肩部肌肉僵硬酸痛的原因。此外由于坐、站姿势不良，使得包着上腕骨的三角筋或是肩胛筋萎缩硬化。

天柱穴能治疗肩膀肌肉僵硬、酸痛。患者先趴着，将肌肉放松。在后头骨正下方凹陷处，找到天柱穴；然后用手指按压天柱穴，按压时，一面缓缓吐气一面揉6秒，如此反复10次，就可治疗肩膀僵硬、酸痛。指压天柱穴还可以治疗各种疾病导致的麻痹后遗症。

天柱穴与视神经也有关，能使眼睛爽朗明亮。指压时，一面缓缓吐气一面按压6秒，如此反复20次即可。

指压天柱穴还可以治疗忧郁症。患者先放松身体，用手做刀状在左右天柱穴交换强劈各10下（右图）。

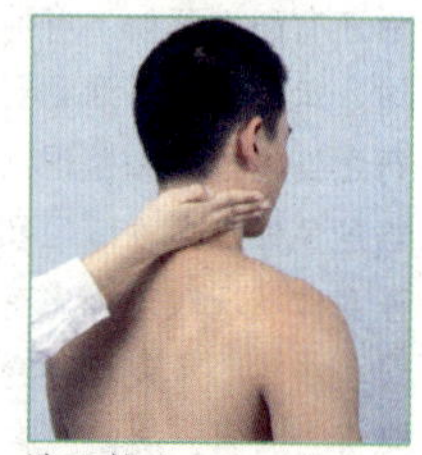

劈天柱穴

□腰背疼痛、心情烦闷，委中求

四总穴歌里说“腰背委中求”，是指凡腰背症状，尤其是腰背疼痛都可以选择按压委中穴来治疗。

按摩时最好趴在床上，可自己操作，也可以由家人帮忙。用双手拇指指端按压两侧委中穴，力度以稍感酸痛为宜，一压一松为1次，一般可连续按压20次左右，同时与腿部的屈伸相配合。按压时，如果能涂抹上一点刮痧油或药酒，效果会更好。这样不仅可以治疗腰痛，还能有效解除腿部酸麻疼痛。因此，平时也可以经常按摩委中穴，按摩时力度可以稍微大一点。

按揉委中穴还可以使压抑或郁闷的情绪得到缓解，这是因为按揉委中穴后可兴奋脑内愉悦回路的核团，从而产生愉悦感。

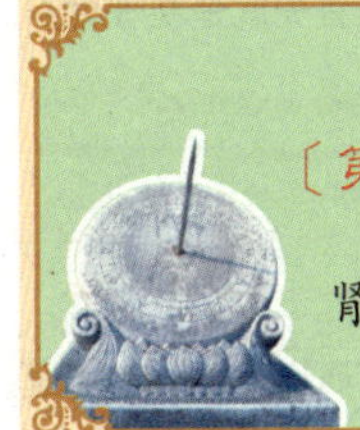

〔第十一章〕酉时：肾经旺

肾阳虚者此时补肾阳最有效。

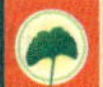

休息调养，让肾贮藏脏腑精华

酉时，是下午的5~7点这段时间，由肾“主时”。肾主藏精。什么是精？人的精，就像家里的“钱”，可以买东西，可以变现。人体细胞组织哪里出现问题，“精”就会变成它或帮助它。精是人体中最具有创造力的一个原始力量。当你需要什么的时候，把精调出来就可以得到这个东西。比如你缺红细胞，精就会变为红细胞。从另外一个角度讲，元气藏于肾，元气是我们天生带来的，也就是所谓“人活一口气”。这个元气藏在哪里？它藏于肾。所以大家到一定年龄阶段都讲究补肾，而身体自有一套系统，经脉要是不通畅的话，吃多少补品都没用，补不进去，一定要看自己的消化吸收能力。肾精足的一个表现就是志向。比如：老人精不足就会志

国医小课堂

自我判断肾气是否充足

◎如果平时常出现口干舌燥、失眠盗汗，甚至尿频、腰膝酸软等问题，则可能为肾阴不足、虚火上亢所致。

◎如果感觉性功能不足、力不从心，则可能是肾阳虚亏所致。

◎如果经常觉得手足心热、口干舌燥、腰膝酸软，但又畏寒、喜欢热饮，此多为肾阴阳两虚；有时还会伴有耳鸣或眩晕，尿频、尿不尽，性机能失调，或女性白带多、不孕等症。

◎如果一动就喘，一咳嗽就漏尿，则可能是肾虚所致的肾不纳气。

◎经常失眠多梦、夜间频尿、盗汗、健忘、心悸怔冲，则可能是心肾不交。

向不高远，小孩子精足志向就高远。所以人要做大事，首先就是要保住自己的肾精。

认识足少阴肾经

很多人把肾理解成肾脏或者我们常说的“腰子”。而事实上，在中医里谈到某一个脏器时，更多的是指这个脏器的功能，而不是哪个实体。所谓功能更好的一种表现，就是指经脉，一个脏器要通过经脉把这些功能显现出来。《黄帝内经》中说：“肾者，作强之官，伎巧出焉”。什么是“作强之官”呢？其实就相当于现在的保镖、有力气或有功夫的人。那么这个保镖是来保护谁的呢？“心者，君主之官”，所以这个保镖是护佑心、护佑君主的，如果心有问题、心得病，很可能就是肾护佑心的功能出问题了。肾经不通畅又会显现什么问题呢？

◎“饥不欲食”。虽然人感觉很饿，但并不想吃东西。肾藏精，是先天之本，是元气的根本。人元气不足了，没有力量去消化食物，所以饿了也不想吃，吃了以后反而要多调元气上来，更加损伤身体。

◎“面如漆柴”。所谓“漆柴”，就是指人的脸像柴一样，没有光泽且发黑。中医认为肾在五行中属黑，所以，如果人“面如漆柴”，就表明肾有毛病；“咳唾则有血”，即人只要一咳嗽或者吐唾沫，咳出来的东西或者唾沫里边就有血，这多是由于肾精不再收敛血液所导致的。

◎“喝喝而喘”。实际上是指哮喘，肾主纳气，肾精不足，就会出现哮喘，表现为不能深深地吸气。

◎“目如有所见，心如悬若饥状，气不足则善恐”。这就是一种精神症状，指人会惊恐，总害怕事情的发生，什么事都担心。这是肾虚的表现。

肾经上的很多穴位都能治上述病症，我们一定要灵活运用。

足少阴肾经图解

□循行路线

起于足小趾下面，斜走于足心（涌泉）（见①），出于舟骨粗隆的下

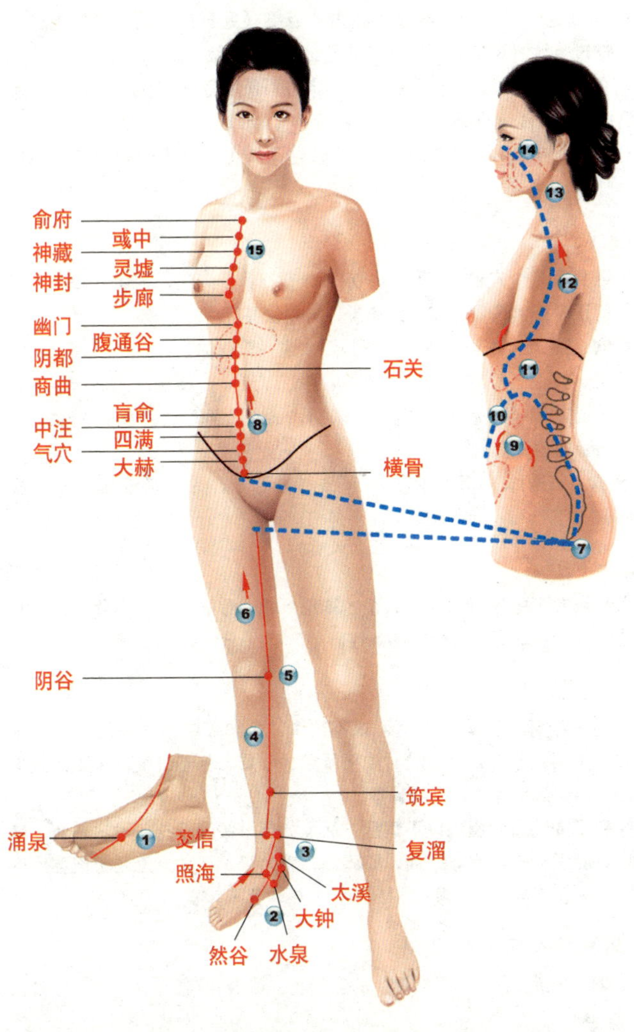
俞府
彧中
神藏
灵墟
神封
步廊
幽门
腹通谷
阴都
石关
商曲
肓俞
中注
四满
气穴
大赫
横骨
阴谷
筑宾
涌泉
交信
复溜
照海
太溪
大钟
然谷
水泉

方（见②），沿内踝后缘（见③），向上沿小腿内侧后缘（见④），到达腘窝内侧（见⑤），上行经过大腿内侧后缘（见⑥），进入脊柱内（长强），穿过脊柱（见⑦），属于肾（见⑧），联络膀胱（见⑨）。

◎**直行的脉**：从肾脏上行（见⑩），穿过肝脏和膈肌（见⑪），进入肺（见⑫），沿喉咙（见⑬），到达舌根两旁（见⑭）。

◎**另一支脉**：从肺中分出，联络心，流注于胸中，与手厥阴心包经相接（见⑮）。

□相关穴位

本经共有27个穴位，其中10个穴位分布在下肢内侧，17个穴位分布在胸腹部前正中线的两侧，首穴为涌泉，末穴为俞府。

◎**本经穴**：涌泉（井），然谷（荥），太溪（输、原），大钟（络），水泉，照海，复溜（经），交信，筑宾，阴谷（合），横骨，大赫、气穴，四满，中注，肓俞，商曲，石关，阴都，通谷，幽门，步廊，神封，灵墟，神藏，彧中，俞府。

◎**交会穴**：三阴交（足太阴），长强（督脉），关元（任脉），中极（任脉）。

□主治病症

本经腧穴可主治泌尿生殖系统、神经系统、呼吸系统、消化系统、循环系统等病症和本经所过部位的病症。

□病候

◎**《灵枢·经脉》**：是动则病，饥不欲食，面如漆柴，咳唾则有血，喝喝而喘，坐而欲起，目（目䀮）如无所见，心如悬，若饥状，气不足则善恐，心惕惕如人将捕之，是为骨厥。

◎**本经有了变动就会出现以下病症**：面黑如柴，头晕目眩；气短暴喘，咳嗽咯血；肚子饿却不想吃东西，心胸痛，腰、脊、下肢无力或肌肉萎缩麻木，脚底热、痛；心烦，易惊，易恐，口热，舌干，咽肿。

□脏腑联络

属肾，络膀胱，并与肝、肺、心、喉咙、舌根有联系。

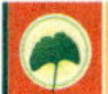

都市人养生提醒

□下班前补充一杯水

现在有许多人整天都在挖空心思地想办法补肾，却不知道在肾脏本身的保养上下功夫，结果没把肾补强壮不说，有的还补出新问题来了，这就叫“不得要领”。而我们在酉时补充一杯水，就可以在身体的排泄高峰之后，再对肾脏和膀胱进行一次清理，将残余的垃圾废物全部清除干净，这样就能大大降低残留的毒素废物对肾脏、膀胱的危害，维护肾和膀胱的“长治久安”。所以千万别小看下班之前多喝一杯水这么一个小小的动作，如果你能每天坚持，那绝对是爱肾护身的一个绝招，真可谓是“润物细无声”！

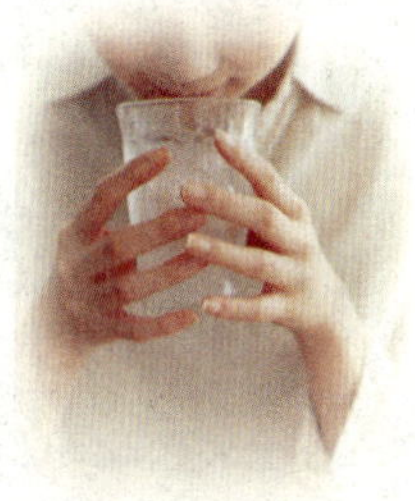

□学学暖肾养生法

南宋大诗人陆游诗曰：“人生若要常无事，两颗梨须手自煨。”这里的“两颗梨”即睾丸，两手搓热后“煨”之，指的就是“兜肾囊”，又名“铁裆功”。现代医学认为，对睾丸的按摩可增加局部血液循环，促进睾丸的内分泌功能。常年坚持练习此功可以强腹健肾、固精壮阳，使性欲容易抑制，有助于治疗阳痿、早泄等症。具体做法是：

1.双手搓热，一手兜肾囊，另一手掌斜按在小腹耻骨部，小指抵住阴茎，兜住肾囊的手对睾丸进行上、下兜搓或左右揉擦。初练时，用力要轻。

2.用手指揉搓睾丸，两手交替进行，然后揉小腹10次。

练习此功必须注意以下几点：

◎循序渐进，以练功后无痛感和无不适为度，练功前要排尿。

◎阴部要常洗，两手要保持洁净，以免引起炎症。

◎如有不适，应立即停练并及时就医诊治。

◎此功宜早、晚在床上被窝内进行。

◎练此功期间要节制性生活。

◎此功适宜中老年男性及阳痿、早泄者。未婚青年忌练。

国医小课堂

问 为什么现代人多肾虚？

答 不良的生活方式是主因。不论是高级白领还是普通打工仔，所承受的身心压力，已经让人身心俱疲，精力衰退了；再加上饮食不节、起居无常及现代污染的日益严重等，都成了现代人肾虚的罪魁祸首。

问 如何调理肾虚？

答 首先减少精气的消耗。精气的消耗通常有上下两个渠道，也称为上漏和下漏，根据精可化气、气可化神的理论，劳神过度，加上发愤忘食、乐而忘忧的工作习惯，久之会损伤肾精。下漏是指失精。醉以入房以欲竭其精，指的就是下漏。减少精气的耗损是养肾的第一法则。进补时如果不直接补其本脏，采用虚则补其母的方法通常是很安全的。肾属水，其母脏为肺金。补肺以补肾即金水相生法，补肺用健脾的方法属于培土生金法。脾为后天之本，肾为先天之本，以后天补养先天，这才是相对安全的方法。

特效养生穴位

□常按涌泉穴，延年益寿

涌泉是足少阴肾经的起始穴位，《黄帝内经》中说：“肾出于涌泉，涌泉者足心也。”它位于足前部凹陷处第二、第三趾趾缝纹头端与足跟连线的前1/3处，是一个非常重要且具有保健功效的穴位。经常按摩此穴，具有强壮筋骨、益精填髓、补肾壮阳之功效。

>>涌泉是生命的泉眼

涌泉，顾名思义，就是水涌如泉的意思。涌泉穴是足少阴肾经的起始穴。肾是人的先天之本，与我们的生命息息相关。肾主水，主管人体的水液代谢以及泌尿生殖系统，而肾经的起始之穴就是涌泉，那么涌泉就是我们生命的泉眼。肾藏精，主生殖。精宜藏而不宜泻，肾气虚损、精关不固，则出现遗精、早泄、阳痿。而按摩涌泉穴有“培元固精”的功效，对防治遗精、早泄颇有益处。

《保生密要》指出："临卧时，摩擦足心（涌泉），曲一足而侧卧，精自固矣。"《万寿丹书》中介绍，两足涌泉穴搓热，治"夜梦遗精"有奇效。这足以说明涌泉穴按摩，具有益肾壮阳、封精固泄的作用（右图）。

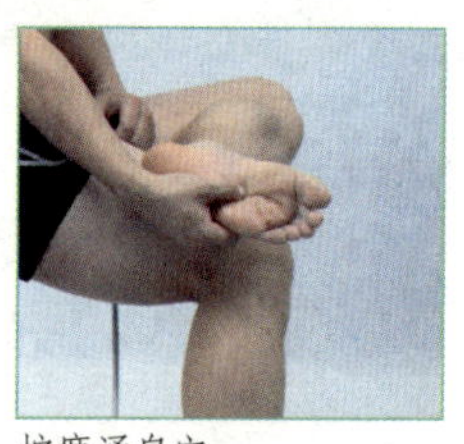
按摩涌泉穴

俗话说：若要老人安，涌泉常温暖。如果老人每日坚持推搓涌泉穴，可使精力旺盛，体质增强，防病能力显著提高。

>>涌泉是非处方的安眠药

失眠病因很多，比如说心情不好；想得太多，有心事；突然受到惊吓；晚上吃多了等，都可能导致失眠。此时以左手手心的劳宫穴按摩右足涌泉穴，有交通心肾、滋阴降火、宁心安神之功效，有引火归元之妙处。

另外，涌泉穴是阴经井穴，五行属木，与肝经同气相求，用之可以舒解肝郁、镇惊熄风而宁神。

涌泉穴还可以治疗因胸闷或胃肠胀满导致的失眠。每天在临睡前，先将两手心搓热后，再用手心对搓两足心涌泉穴至热，注意力集中在涌泉穴之上。久而久之便可高枕无忧，治疗失眠。

>>涌泉相当于肾上腺素

涌泉穴，相当于足底疗法的肾上腺反射区，所以按摩涌泉穴可以刺激肾上腺素的分泌。肾上腺素与心脑血管及血压关系密切。按摩涌泉穴能够引气血下行，可治疗高血压、鼻出血、头目胀痛、哮喘等气血上逆的症状。根据不同疾病敷以不同的药物于涌泉穴治疗效果更好。比如高血压患者可取中药吴茱萸25克研末，以醋调成糊状，睡前敷于两足心涌泉穴，用纱布包裹。通常20小时左右后血压开始下降，并且有持续效果。重症者可多用几次。鼻出血则敷大蒜泥，左侧鼻出血敷左脚心，右侧鼻出血敷右足心，两鼻孔都出血则两足心都贴，可以立刻止血。此外，这种方法还可醒神通窍，以治疗慢性鼻炎等。

>>涌泉也是广谱良药

涌泉穴作为肾水之经的井穴，与膀胱经相接，足太阳膀胱经是人体中联系脏腑最多、循行路线最长的一条经脉，根据"经络所过，主治所及"

的原理，涌泉穴因此具有广泛的保健功效。

据统计，推搓涌泉穴可以防治老年性的哮喘、腰腿酸软无力、失眠多梦、神经衰弱、头晕、头痛、高血压、耳聋、耳鸣、大便秘结等50余种疾病。

此穴若只想用按摩法，则有个前提，就是稍用力按摩此穴，以痛感明显为宜。若使很大力而痛感不明显，或此穴位处皮肤无弹性，一按便深陷不起的，则不可用按摩法，否则会使肾气更为虚弱，可选用敷药法治疗。

□然谷——专治糖尿病的要穴

然谷穴是肾经的荥穴。荥穴属火，肾经属水，然谷穴的作用就是平衡水火。如果心火太大，总想喝水，心老起急，就是心火比较旺盛的表现，按揉然谷穴就可以用肾水把心火降下来。另外，然谷穴还是专门治消渴症，也就是治疗糖尿病的要穴。

>>一学就会的取穴法

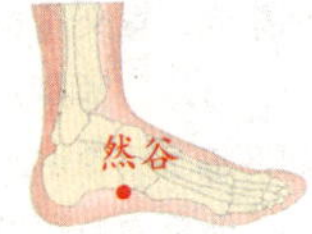

本穴位于足内侧缘，足舟骨粗隆下方，赤白肉际处。可在舟骨粗隆下缘凹陷处取穴。

>>功能主治

◎**益气固肾，清热利湿**：月经不调，阴挺，阴痒，子宫脱垂，阳痿，遗精，白浊，小便不利，癃闭。

◎**舒筋活络**：下肢痿痹，足跗肿，转筋，寒湿脚气。

◎**其他**：咽喉疼痛，失声，咳血，气短，心痛，自汗盗汗，泄泻，痢疾。

□太溪——善补元气

>>一学就会的取穴法

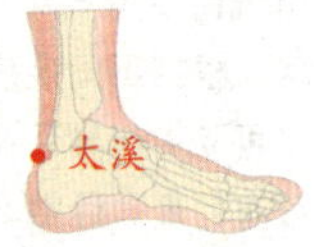

本穴位于足内侧，内踝后方，在内踝尖与跟腱之间的凹陷处。

>>功能主治

◎**滋阴益肾，壮阳强腰**：月经不调，遗精，阳痿，白浊，小便频数，尿黄。

◎**滋阴潜阳**：头痛，目眩，咽喉肿痛，齿痛，耳鸣，耳聋，衄血。

◎**交通心肾**：心悸，心痛。

◎**舒筋活络**：腰脊痛，下肢痹痛，下肢厥冷，下肢不遂，内踝及足跟肿痛。

◎**其他**：咳喘，咯血，胸痛，胸胁支满，痰黏稠，霍乱，泄泻。

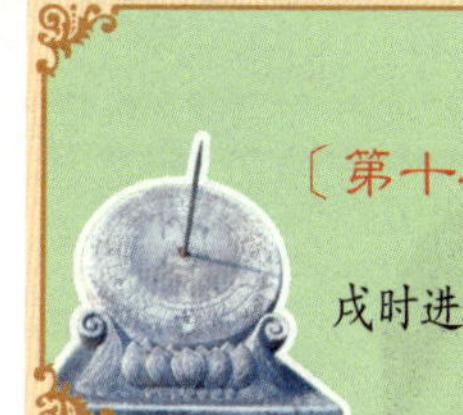

〔第十二章〕戌时：心包经旺

戌时进餐不宜过腻过饱。揉心包经，可保护心脏。

休闲交往的时间

戌时，是晚上7~9点这段时间，由心包“主时”。中医认为，晚上7~9点时“阴气正盛，阳气将尽”。阴主静阳主动，人体顺应天地之阴阳变化应静以养身，注意休息。对于心脑血管病患者，此阶段一般为饭后，血压较饭前增高；并且按血压昼夜节律此时为第二高峰，所以更应以休息为主，可以静坐、听音乐等，做些休闲运动。

认识手厥阴心包经

心包，顾名思义，包绕在心脏的外面。它就像穿在心脏外面的一件防弹衣。古人认为，心脏是身体内最重要的器官，就像一家之主、一国之君。心脏掌控着人的精神思维以及一切行动，是身体的最高统治者，神圣而不可侵犯。那么国君的周围就必须有贴身侍卫来保护他的安全，并替他办事。心包就履行着贴身侍卫的职责，保护着心脏，替心行事，代心受邪。

手厥阴心包经图解

□循行路线

手厥阴心包经起始于胸中，出于心包络（见①），向下通过膈肌（见②），从胸部向下到达腹部，依次联络上、中、下三焦（见③）。

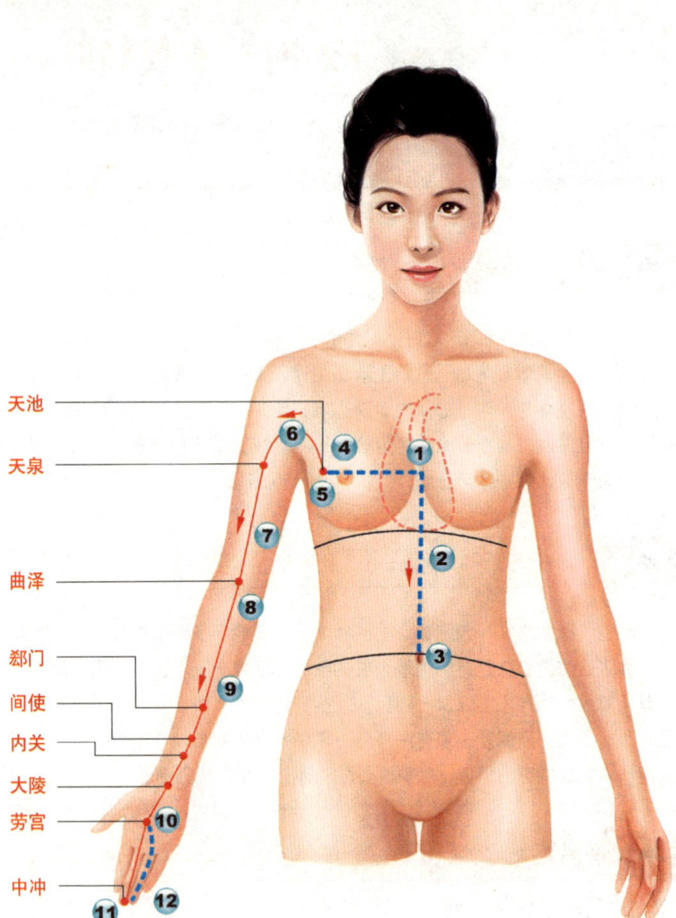

天池
天泉
曲泽
郄门
间使
内关
大陵
劳宫
中冲
1
2
3
4
5
6
7
8
9
10
11
12

胸部支脉：经过胸中（见④），出于胁肋部，至腋下（天池）（见⑤），向上行至腋窝中（见⑥），沿上臂内侧中央下行，走行于手太阴和手少阴经之间（见⑦），经过肘窝（见⑧）向下行于前臂中间（见⑨），进入手掌中（见⑩），沿中指，出于中指尖端（中冲）（见⑪）。

◎**掌中支脉**：从劳宫穴分出，沿无名指到指端（关冲），与手少阳三焦经相接（见⑫）。

□相关穴位

本经共有9个穴位，其中8个穴位分布在上肢内侧面的中间，1个穴位在侧胸上部，首穴为天池，末穴为中冲。

◎**本经穴**：天池，天泉（合），曲泽，郄门（郄），间使（经），内关（络；八脉交会穴，通于阴维脉），大陵，劳宫，中冲（井）。

◎**交会穴**：天池。

□主治病症

本经腧穴主治心、心包、胸、胃、神志病，以及经脉循行经过部位的其他病症。

□病候

◎**《灵枢·经脉》**：是动则病，手心热，臂肘挛急，腋肿，甚则胸胁支满，心中大动，面赤目黄，喜笑不休。是主脉所生病者，烦心，心痛，掌中热。

◎**本经异常则会出现以下病症**：手心发热，手臂、手肘痉挛疼痛，腋窝下肿块，严重时会出现胸部胀满、心慌、面色发红、两眼发黄、嬉笑不停。

□脏腑联络

属心包，络三焦。

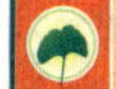

起居饮食

□热水洗脚，如吃补药

应养成睡前用热水洗脚的养生习惯。中医认为，足部是足三条阳经和足三条阴经的起始位置：与全身所有脏腑经络都有密切联系，其中尤以足少阴肾经的作用最为重要。足少阴肾经走行于足底，而肾是人的根本，控制人的生长、发育、衰老，所以脚对于全身的保养是非常重要的。俗话说："养树需护根，养人需护脚。"脚可以说是人的"第二心脏"。热水泡脚，不但可以促进腿部及下肢的血液循环，降低肌肉张力，缓解肌肉紧张，而且对消除全身疲劳和改善睡眠也大有好处。

研究表明，长期坚持用热水泡脚，可以预防风湿病、脾胃病、失眠、头痛、感冒等疾病，还能促进截瘫、脑外伤、中风、腰椎间盘突出症、肾病、糖尿病等疾病的康复。除了用单纯的热水泡脚，也可根据不同的病痛选择不同的泡脚液或者中药。如果能在热水中加上中药，对某些老年慢性疾病患者来说，还能起到强身保健的作用。

下面就为人体的一些常见不适提供中药脚络方剂：

◎**治疗痛经**：白芍、当归、川芎、熟地、白术、杜仲、黄芪各15克，饴糖适量，煮水泡脚。泡脚之前可先用热气熏蒸脚底，再开始泡脚，每次泡脚30分钟，持续3个月。上述中药可反复煎煮几次。此法适用于气亏血虚所致的经期或经后小腹隐隐作痛，月经量少、色淡等症。

◎**治疗脚气**：晾晒好的百部20克，浸泡于2000毫升的温水中3～4个小时，使其充分浸润，泡脚时水温应在27～29℃，以30分钟为宜，一天2～3次，5～8天可治愈。

◎**缓解偏头痛，改善睡眠**：桂枝50克，白芷15克，苏木、川芎、当归各30克、生姜100克。将诸药水煎，然后用药汤泡脚，一天2～3次，5～8天可治愈。

巧用经络

在我们的身体中，有很多可以排解焦虑、烦闷等不良情绪的阀门，这便是穴位。随着生活压力的增加，人们经常会出现焦虑、郁闷、烦躁等不适，老觉得晚上睡眠质量不好，白天身体没劲。事实上，人体有很多开心穴，不妨轻轻地按一按这些穴位，保持一份好心情。

心包经是沿着人体手臂前缘正中线循行的一条经脉，左右手臂各有一条。按摩心包经时可以沿着心包经的穴位逐个按揉，每个穴位以痛为标准，凡是按到痛的穴位时不妨多按几下，以按到它感觉不到痛为宜，按压的力度不需要太重，按压时可多停留几秒钟，平均每个穴位按摩2～3分钟最佳。另外，按压心包经时，速度不宜过快，应以确保每个穴位都能被刺激到为宜，从而促进心脏搏动力的增强，恢复好心情或调出好心情。

如果觉得找穴位太麻烦，也可以直接拍打心包经，即沿着经络一点一点地拍打过去。这对疏通气机、解压祛郁有明显作用。

心包经经气最旺在19～21点，此时应保持心情愉快，以更好地协助心脏驱走外邪，恢复心脏的正常功能，以便更好地调出好心情。另外，平时在家里只要做几个小动作，一样可以达到愉悦心情的功效，如拍拍手、张开双臂等，因为这些小动作舒展了心包经所循行的路线，在一定程度上刺激了心包经上的部分穴位，从而使心情放松。

另外，心包经上的某些重点穴位也可以放松心情、释放压力，如中冲穴、曲泽穴、大陵穴、内关穴等。

特效养生穴位

晕车呕吐连腹疾，内关为你除病痛

内，指内脏；关，指出入要地。内关，合起来就是内脏的出入要地。从穴名我们就可以推测，内关穴是防治消化系统疾病的首选要穴。例如，当腹部有走窜的气块让人疼痛难忍时，可以找内关穴，痛时能止痛，不痛时能预防。因为内关还是八脉交会穴之一，与阴维脉相通，并且是心包的络穴，而与阴维脉相关的主要病症有心痛、胃痛、胸腹痛等。

所以，守着内关穴，就相当于找到了打开阴维脉这座城门的钥匙，根本不必过于担心胸腹的疼痛。

晕车是不少人存在的棘手的困扰，有的人不管坐什么车都晕，有的人只在某些情况下晕车，比如过度劳累、坐车前没吃饭或者吃太多、道路比较颠簸等。这里给大家介绍一个“防晕止吐操”。操作方法很简单，您不妨坐车的时候给自己或晕车的朋友也试一试。

1.上身要坐直，不要仰靠在座位的靠垫上，右手拇指用力点按左手前臂的内关穴30秒，用力的大小以有酸胀感为宜；然后沿着左手前臂的正中线向手掌中指推捋3次，推的力度以皮肤微微潮红发热为宜（图①）。

2.掐左手虎口（合谷穴）30秒（力度与点按内关穴时同）。两手交替进行，如此反复5次左右（图②）。

除此之外，用生姜外敷内关，可有效缓解折磨人的孕吐；指掐内关还能治疗落枕；经常按揉内关穴还能起到防病保健的作用。具体方法是：用指尖有节奏地点按内关穴，并配合一些轻揉的动作，至有酸麻胀感为宜（图③）。

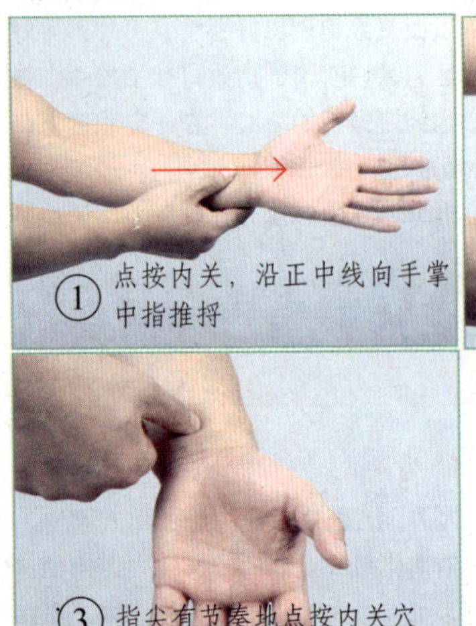

①点按内关，沿正中线向手掌中指推捋

③指尖有节奏地点按内关穴

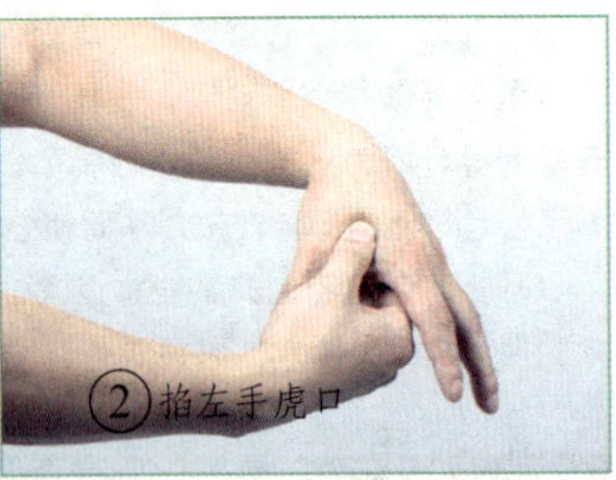

②掐左手虎口

国医小课堂

十二正经的命名

十二正经又称为十二经脉，指十二脏腑所属的经脉，是经络系统的主体，所以称为“正经”。十二经脉的名称由手足、阴阳、脏腑组成。首先用手、足把十二经脉分成手六经和足六经；再结合循行于手足、内外、前中后不同部位的阴阳属性，根据阴阳学说而给予不同名称；最后加上所隶属的脏腑名。例如，手太阴肺经，从这条经脉的名称我们可以得到三个信息：第一，这条经脉在手上；第二，经脉循行于上肢的阴面，具体来说是太阴的位置；第三，属肺脏。

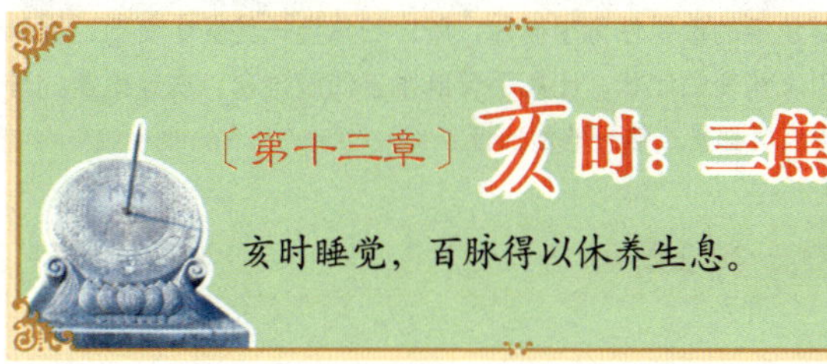

〔第十三章〕亥时：三焦经旺

亥时睡觉，百脉得以休养生息。

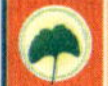

静谧中的养怡之道

亥时是指晚上9~11点，这个时候是三焦经当令。三焦指连缀五脏六腑的那个网膜状的区域。三焦一定要通畅，不通则生病。亥时的属相是猪，猪吃饱了就睡。所以在亥时我们就要休息了，让身体和灵魂都沉浸在温暖的黑暗中。

认识手少阳三焦经

想要认识手少阳三焦经，先让我们一起认识一下三焦。中医讲“五脏六腑”，脏与腑互为表里，一脏配一腑共同完成人体的各种生理功能，保证人体的健康。除了大肠、胃、小肠、胆、膀胱，第六个腑是什么呢？答案就是三焦。三焦是六腑之一，与心包相表里。我们的五脏六腑就像一个容器，且时满时空，就像我们的胃肠，被食物填满又排空，周而复始。三焦将脏腑包裹起来形成一个体腔。古人将三焦分为三部分——上焦、中焦、下焦，上焦心肺，中焦脾胃、肝胆，下焦肾、膀胱、大小肠。三焦是人体健康的总指挥，它使得各个脏腑间能够相互合作、步调一致地为整个身体服务。

三焦有两个功能：一是总司全身的气机和气化。《中藏经》中说：“三焦者，总领五脏、六腑、荣卫、经络、内外左右上下之气也，三焦通，则内外左右上下皆通也。”二是通调水道。《灵枢经》中说：“三焦病者，腹气满，小腹尤坚，不得小便，窘急，溢则水，留即为胀。”三焦的责任重大，三焦经的重要性可想而知，所以三焦经一旦发生变动，经脉所过之处就会引发病变的症状，比如手臂麻木、四肢痉挛、肩部疼痛、耳鸣耳聋等，这些疾病都是三焦经的适应证。

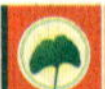

手少阳三焦经图解

循行路线

手少阳三焦经起于第四指末端（关冲）（见①），向上行于小指与无名指之间（液门）（见②），沿着手背（中渚、阳池）（见③），出于前臂外侧两骨（尺骨、桡骨）之间（见④），向上通过肘尖（见⑤），沿上臂外侧（见⑥），向上通过肩部，交出于足少阳胆经的后面（见⑦），向前进入缺盆（见⑧），分布于胸中，联络心包（见⑨），向下通过横膈（见⑩），从胸至腹，属于上、中、下三焦（见⑪）。

◎**胸中的支脉**：从膻中上行（见⑫），出于锁骨上窝（见⑬），向上行于后项部（见⑭），联系耳后（见⑮），直上出于耳上方，到额角（见⑯），再曲而下行至面颊，到达目眶下（见⑰）。

◎**耳后的支脉**：从耳后入耳中，出走耳前，经过上关前，与前脉交叉于面颊部（见⑱），到达外眼角，与足少阳胆经相接（见⑲）。

相关穴位

本经共有23个穴位，其中有13个穴位分布在上肢背面，10个穴位在颈部、耳廓后缘、眉毛外侧端，首穴为关冲，末穴为丝竹空。

◎**本经穴**：关冲（井），液门（荥），中渚（输），阳池（原），外关（络），支沟（经），会宗（郄），三阳络，四渎，天井（合），清冷渊，消泺，臑会，肩髎，天髎，天牖，翳风，瘈脉，颅息，角孙，耳门，耳禾髎，丝竹空。

◎**交会穴**：秉风，颧髎，听宫（手太阳），瞳子髎，上关，颔厌，悬厘，肩井（足少阳），大椎（督脉）。

主治病症

本经穴位主治热证、头面五官病症和本经经脉所过部位的病症。

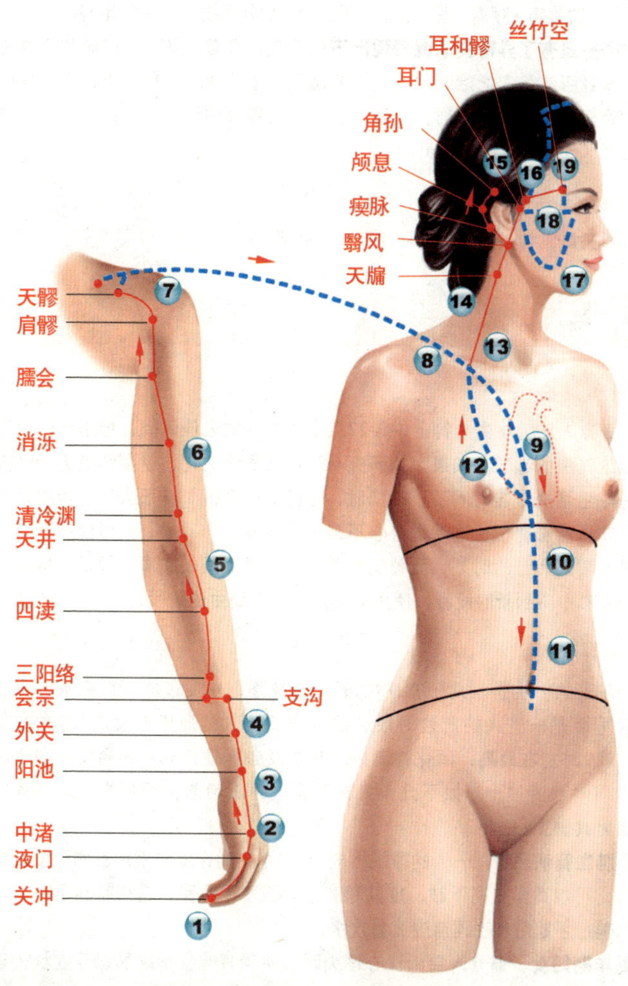
丝竹空
耳和髎
耳门
角孙
颅息
瘈脉
翳风
天牖
天髎
肩髎
臑会
消泺
清冷渊
天井
四渎
三阳络
会宗
支沟
外关
阳池
中渚
液门
关冲
1
2
3
4
5
6
7
8
9
10
11
12
13
14
15
16
17
18
19

□症候

◎**《灵枢·经脉》**：是动则病，耳聋，浑浑，嗌肿，喉痹。是主气所生病者，汗出，目锐眦痛，颊痛，耳后、肩、臂、肘、臂外皆痛，小指次指不用。

◎**本经一旦有了异常变动就表现出下列病症**：耳聋，耳鸣，咽峡肿，喉咙痛。本经所属腧穴能治有关“气”方面所发生的病症：自汗出，眼睛外眦痛，面颊肿，耳后、肩部、上臂、肘部、前臂外侧均可发生病痛，小指侧的次指（无名指）使用欠灵活。

□脏腑联络

属三焦，络心包，并与耳、目锐眦联系。

起居饮食

□阴阳结合

西方人认为从生物钟上讲，22点是性生活的最佳时间，但是他们没有说出这其中的道理。如果大家研究一下中国民族文化，就会知道为什么亥时是性生活的最佳时间了。在戌时，心已经很喜悦了。那么下一步就是要让肉体也能够喜悦，这就是身心不二。所以在这个时候，人体就要进入一个男女阴阳和合的时期。而睡觉和养育婴儿其实是一回事，都是让生命在休养生息中得到新的能量，使生命进入下一个新生的阶段。

□准备入睡

在人的一生中，几乎有1/3的时间是在睡眠中度过的。而睡眠过程，很有可能是一些人的危险时段。研究表明，人的血压在凌晨3时左右最低，晚9时左右最高；消化性溃疡、哮喘及心肌梗死分别容易发生在凌晨2时、4时和清晨。对以下几类人群而言，睡眠习惯、睡眠方式对自身的健康尤其重要。

◎**心脑血管病患者**。一天的睡眠不应少于7个小时；最好采用右侧卧位；睡觉时，可以适当垫高下肢，使其稍高于心脏水平位置，这样有利于微循环的改善；早起后和晚睡前应适量饮水。

◎**更年期妇女**。部分人会出现心悸失眠、头晕耳鸣、烦躁易怒等症状。建议不宜过早服用安眠药，而应注意均衡营养、适当休息。在睡眠时，最好采取右侧卧位，四肢放在舒适的位置，这样全身的肌肉也能得到放松。

◎**肥胖者**。多数人喜欢在睡眠中采取仰卧睡姿。其实，仰卧不利于全身放松，当腹腔内压力较高时，会使人产生憋得慌的感觉。尤其是患有睡眠呼吸暂停综合征的人，因为仰卧时，舌根后坠，容易造成呼吸堵塞。这类人在睡眠时应该注意抬高上半身、采用侧卧位。

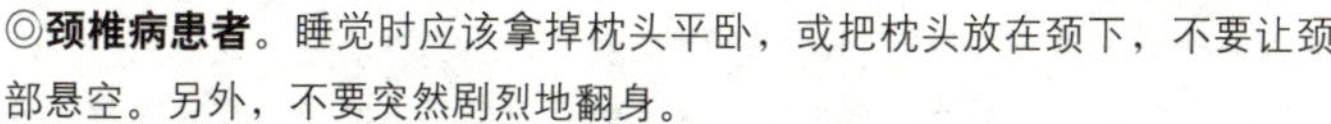

◎**颈椎病患者**。睡觉时应该拿掉枕头平卧，或把枕头放在颈下，不要让颈部悬空。另外，不要突然剧烈地翻身。

◎**有脑卒中后遗症者**。有肢体偏瘫的患者应该遵医嘱，根据自身情况采用特殊卧姿，保证患肢的血液循环，才能有助于肢体的康复。

◎对于醉酒、劳累后熟睡的人和糖尿病患者来说，睡觉时长时间采用一个姿势会压迫肢体，可能引起周围神经的损伤。

◎温暖舒适的环境对于睡眠是必不可少的，有些疾病的发生就与环境因素有关。比如低钾性麻痹，常发生在暴饮暴食后的寒夜里；面神经麻痹也常由热天睡眠时使用空调导致。

都市人养生提醒

现代医学研究认为，三焦经不通畅会导致肥胖症。由于三焦经的阻塞，使得经络中的组织液流动出现了障碍，导致细胞间的组织液增多，表现出来就是肥胖了，长时间的代谢垃圾堆积最终形成了肥胖。肥胖的同时还会出现脱发、心悸气短、胆怯、体虚乏力、失眠多梦等相关的并发症。这种类型的肥胖通常又被称为气胖，往往由于精神压力过大、心情比较郁闷，导致三焦经气不畅，从而引发肥胖症。三焦经的不通畅还可能导致其他代谢综合征，如糖尿病、高血脂等。所以，疏通三焦经对减肥及保持身体健康十分重要。三焦经的减肥穴位主要有：外关、支沟、四渎、消泺、臑会、肩髎。常按摩这些穴位有助于畅通三焦经，帮助肥胖以及缓解由肥胖引发的其他疾病症状。

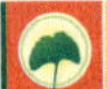

巧用经络

亥时百脉通，休养生息好时段

手少阳三焦经是人体的一条重要经脉，对人体的正常生理功能的发挥起着至关重要的作用，因为这条经脉绕耳上行，所以它还有一个名字就是“耳脉”。三焦是六腑中最大的腑，具有主持诸气、疏通水道的作用。亥时（即晚上9~11点）三焦能通百脉，人如果在亥时睡觉，百脉可得到最好的休养生息，对身体和精神状态起到补益的调节功效。现代人若不想早睡，可听音乐、看书、看电视、练瑜伽，但最好不要超过亥时睡觉。另外，介绍以下三种保健法。

>>循经按揉或敲击

保持心境平和，如不生气，不狂喜，不大悲。从无名指末端开始循着经脉的走行按揉或敲击三焦经，以有酸痛的感觉为宜。亥时是手少阳三焦经气血达到顶峰的时刻，故此时按摩效果更好。

>>按摩重要穴位

三焦经在临床上主要应用于发热、外感风寒、面瘫、耳聋、耳鸣的治疗，但是在日常保健中也很重要，我们需要对一些重点穴位进行按摩，从而保证三焦经及循行部位的健康。这些重点穴位有：支沟、耳门、翳风、丝竹空、肩等。

>>双手托天理三焦法

双手拖天理三焦有利于打通气血，其动作要领如下。

1.**随吸气**：左脚向左迈开，与肩同宽，同时两臂外旋，弧形上摆至胸前，与肩同宽，掌心朝上（图①）。

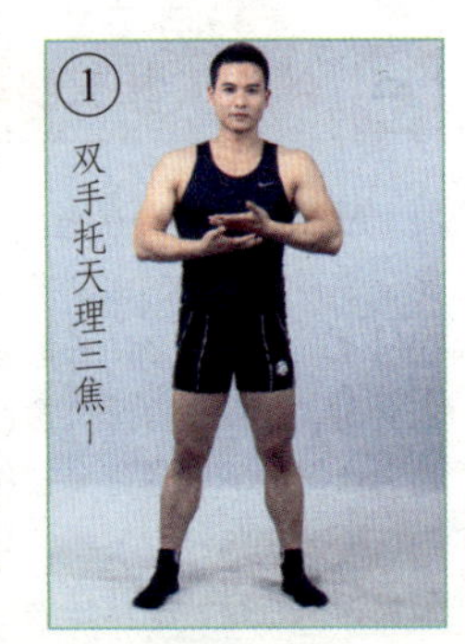

①双手托天理三焦1

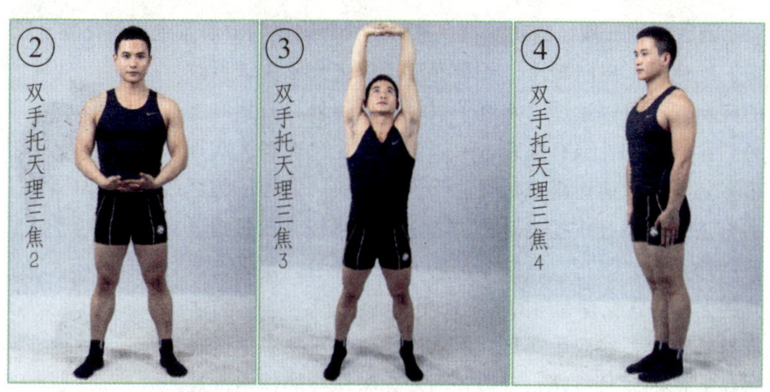

2.**随呼气**：两臂内旋外分下落，继而外旋内收交叉于腹前，掌心朝上（图②）。

3.**随吸气**：两臂胸前翻掌上撑，脚跟踮起，同时抬头向上看，稍停片刻继而向前看（图③）。

4.**随呼气**：两臂分别从两侧翻掌落于体侧（同时脚跟下落），左脚向右脚并拢，眼向前看（图④）。

步骤5～8同步骤1～4，只是开步方向相反，共做两个8拍。做完后两脚并立，两掌捧于腹前。这套动作可以起到疏通三焦经的作用，同时，牵拉双臂、腰肢和躯干，可以改善全身的血液循环。若配合按摩内脏，便可极大地促进静脉血液回流和肝、脾、胃的蠕动。

□女性的美容经

人的身体上有一条重要的美容经，就是三焦经。中医讲，气行则血行。女性容易生气，气郁一旦发不出去，血行也会瘀滞以致形成瘀血，人的脸色就会变得黯淡，严重的还会起斑、出黑眼圈。

三焦经是主司人体气机和气化的，是气运行的通道，所以要行气首先要选择三焦经。有些女性在更年期时，经常会莫名其妙地生气，同时会有胸闷的症状，如果此时按三焦经，就会发现多处痛点，甚至轻轻一碰就会疼。遇到这种情况，可从肘尖开始，用大拇指点按，先找痛点多的地方，痛点越多说明堵得越深，把痛点揉开了，胸也不闷了，气也顺畅了，症状也就消失了。

西医根据三焦经的功能特点将三焦经等同于内分泌系统，因此脸上长斑、脸色差、皮肤黯淡、长青春痘等由内分泌失调导致的症状，都可以通过三焦经予以缓解。另外，三焦经上通到头，还和乳腺有联系，所以乳腺增生、乳房胀痛等很多妇科常见病也跟三焦经的不通畅有关。调理三焦经的方法除了循经按揉或敲击的方法，还可以对三焦经进行刮痧治疗，更可以点按专门的穴位来美容。那么在三焦经上哪些穴位有专门的美容作用?

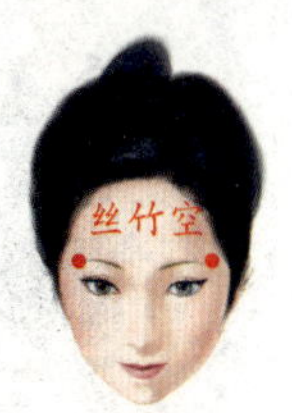

◎**丝竹空穴**：将双手搓热，然后用搓热的双手中指指腹按压双侧的丝竹空穴，可以起到淡化眼尾纹的作用，对眼睑下垂也有一定的改善作用。

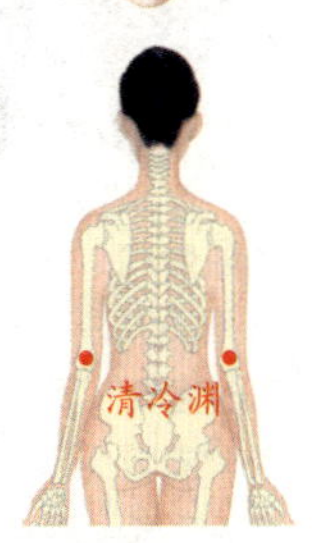

◎**清冷渊穴**：此穴是去火的穴位，上火的时候，脸上、背部、颈部会出现一些小红疙瘩，揉清冷渊穴马上就会让火气降下去，小红疙瘩自然就消了。配合天井穴，效果立竿见影。

特效养生穴位

□关冲——恢复内脏正常功能

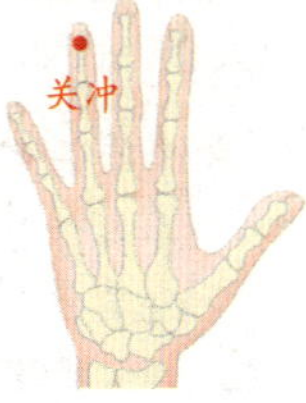

关冲穴是三焦经的井穴。井穴是本经的源头，故关冲穴经气的旺盛可以推动本经脉气的循行。想要少阳经功能恢复正常，其有效的方法就是刺激或经常指压关冲穴，以激发内脏功能。

>>一学就会的取穴法

本穴位于手指末端，在无名指末节尺侧，距指甲角0.1寸处。沿无名指尺侧缘和基底部各作一平线，相交取穴。

>>功能主治

◎**泻热开窍**：头痛，寒热，头眩，心痛，心烦，昏厥，目痛，口干，口苦。
◎**清利喉舌**：舌卷，舌缓不语，喉痹。
◎**活血通络**：肩背痛，臂痛，肘痛。